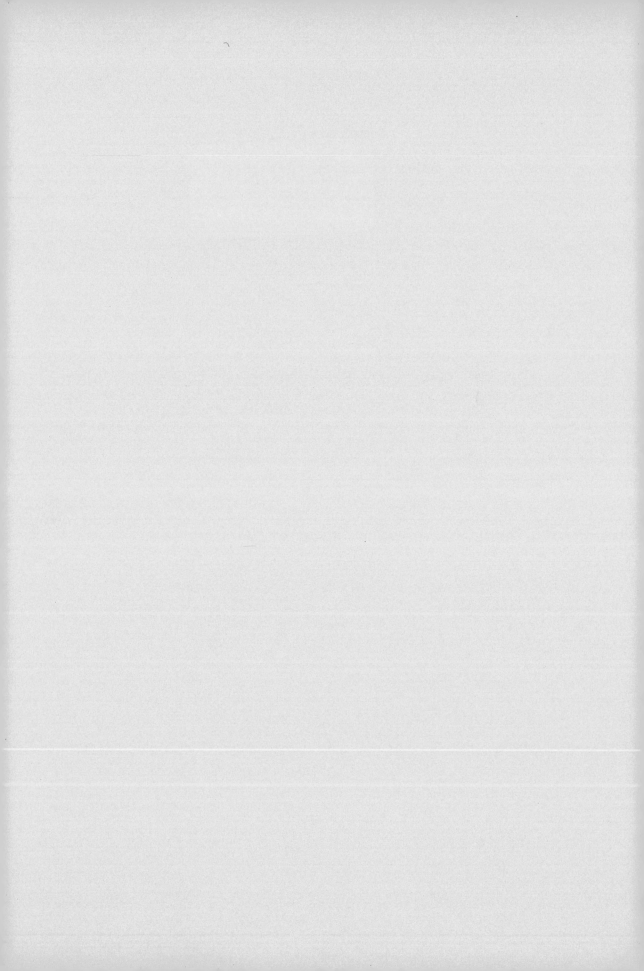

すぐに役立つ

第4版 歯科の知識

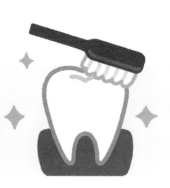

監修／櫻井 善忠

著者／櫻井 美和

櫻井 善明

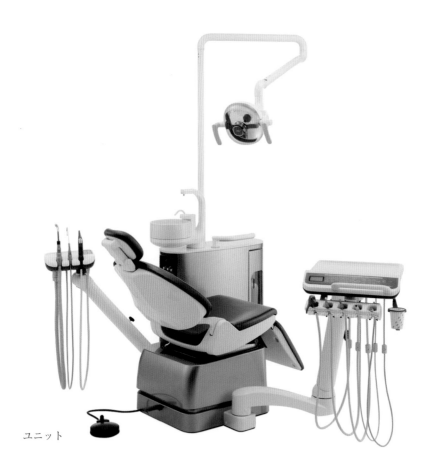

ユニット

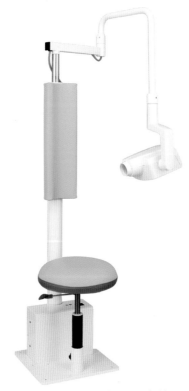

デンタルレントゲン

（株式会社ジーシー提供）

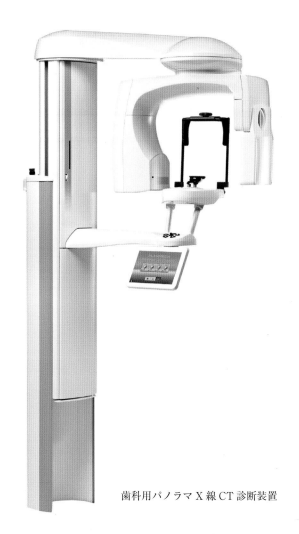

歯科用パノラマ X 線 CT 診断装置

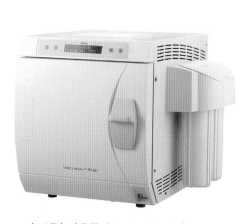
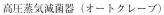

高圧蒸気滅菌器（オートクレーブ）

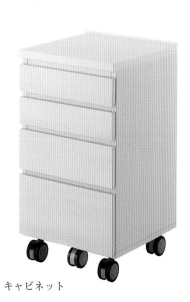

キャビネット

（株式会社ジーシー提供）

裸眼またはルーペ使用時のバキュームテクニック

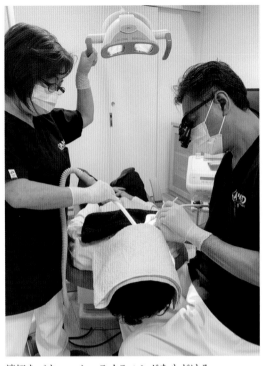 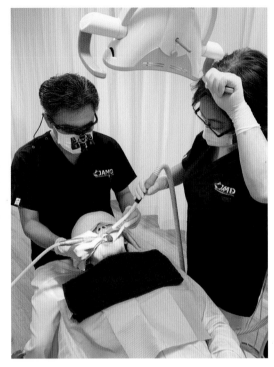

適切なバキューム，ライティングを心がける

マイクロスコープ使用時のフォーハンドテクニック

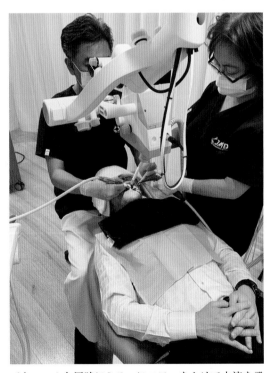 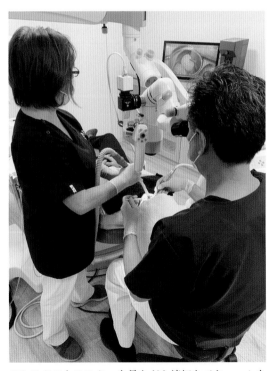

バキュームと同時にミラーにエアーをかけて水滴を飛ばす

アシスタントモニターを見ながら適切なバキュームを行う

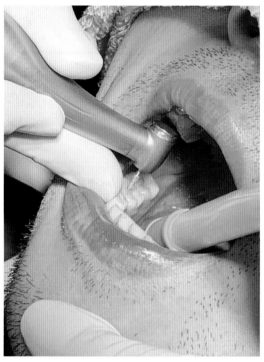

舌を守りながらのバキューム

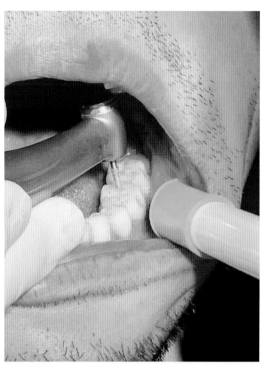

頬を引っ張りながらのバキューム

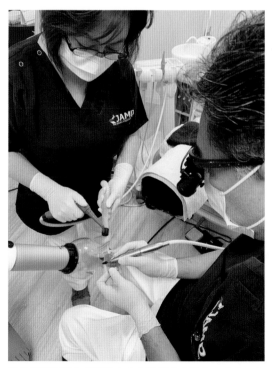

義歯の調整時など削りかすが患者さんにかからないようにする

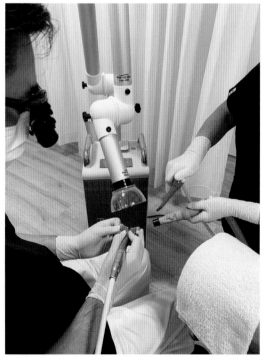

口腔外バキュームを併用する

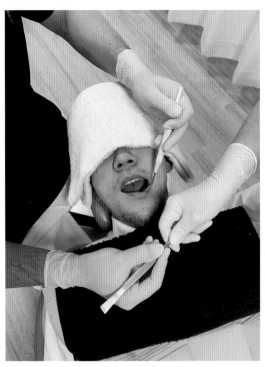

器材の受け渡しは患者の胸元で行う

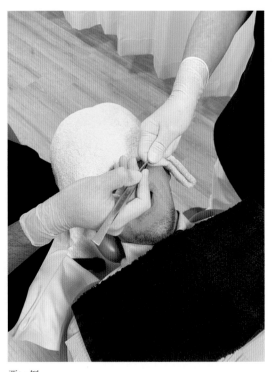

悪い例
患者の顔の上で器材の受け渡しは行わないようにする

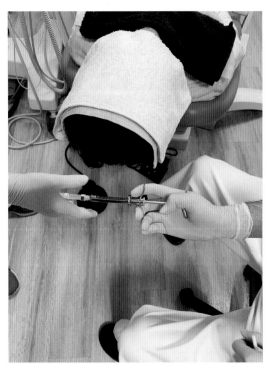

注射器など患者に動揺を与えるような器材は後ろで行う

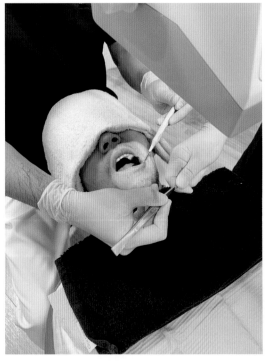

マイクロスコープ使用時の器材の受け渡しはドクターが器材を持ち替えないで済むように配慮する

印象採得

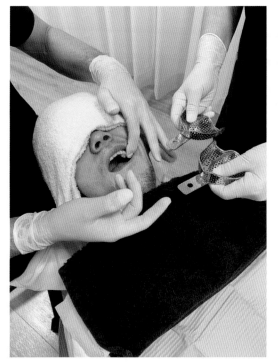

トレーの試適

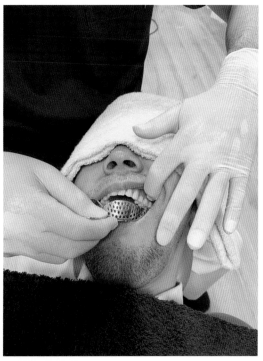

適切なサイズを選ぶ

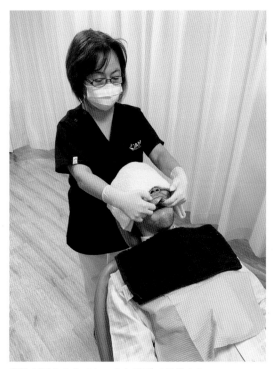

印象が固まるまでしっかり両手で保持する

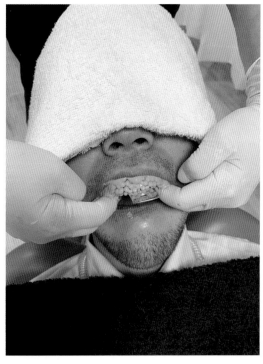

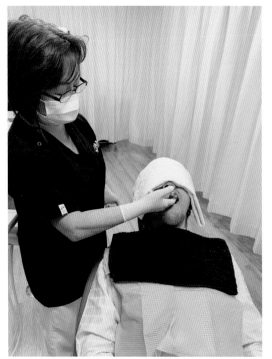
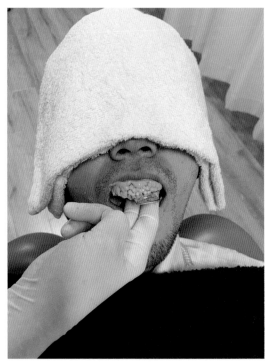

悪い例
片手で抑えると変形の原因となる

「第4版」刊行にあたって

　第3版の刊行から10年が経過して、歯科を取り巻く環境は大きく進化してきました。前回の改訂では新しい治療法として「PMTC」「ホワイトニング」「インプラント」の項目を加筆しました。そして、この10年間でこれらの治療法は広く一般的に行われるようになりました。

　今回の改訂では大きく2つの点を意識して変更、加筆いたしました。一つ目の変更は写真をカラー化することで、より見やすく、わかりやすくすることでした。特に巻頭カラーの治療器械や診療風景なども刷新し、いまの歯科診療の現場に近いイメージになったと思います。

　二つ目は今後の10年を見据えて「V 進化する歯科治療」の項を加筆いたしました。歯科治療におけるこの10年の変化は「診療器械の進化」に伴うものでした。特に「マイクロスコープ」や「デジタル機器」の登場により、従来までの治療法に比べ、精度が高く、安心・安全な医療を提供することが可能となりました。

　本書はChapter 1, 2の基本的な歯科知識から、今回の加筆である最新の歯科治療まで幅広く網羅できているものと思います。初めて歯科に関わる方からすでに現場で働いているスタッフの方まで、是非本書を活用していただき、患者さんの健康を支える歯科医療の現場に貢献していただきたいと思います。

2021年1月

櫻井善明

「第3版」刊行にあたって

　ご好評をいただいております「すぐに役立つ歯科の知識」は日進月歩する歯科医療現場を側面的に支える方々の参考テキストとして，その時代その時代に即応した改訂を致していなくてはご要望に沿えられません。

　今回の改訂のポイントは，今日の歯科医療環境の著しい変化に応えるためでして，皆様ご存知の通り我国の政治・経済・社会環境，そして人々の意識の持ち方迄バブルの崩壊以後変わらざるを得なくなって来ております。半世紀前からの国民皆保険の体制は堅持しながらも，歯科診療の質の確保や人々の生活における情報社会の中での多岐に亘る要望に応えて行かなければなりません。従って歯科医療の取組みも最近どんどん変化している所です。

　どちらかと言うと歯科医療本来の姿になって来ているように思えます。歯・口の役割の主な3点は，「食物を咬む」「発音・会話」「外貌・審美」で，人々は色々の場面でこの3つの役割機能の修復を求めております。今迄制限診療の健康保険の枠の範囲でと言う口述では，国民の皆さんから満足されなくなっております。歯科医療現場でも，こうした患者さんのご要望に応える取組み，更には歯科医の社会的責任である，歯科的知識を基にした歯科保健を通して，国民の長寿・健康保持増進に寄与する立場での予防歯科にも取組んで行かなければなりません。

　このような観点から今回の改訂では特に，口腔ケア・ホワイトニング・デンタルインプラントについて詳しく，用語や器材・術式についても解説を致しております。即ち

○口腔ケアの項では，プロフェッショナルケアとセルフケアに分けPMTCの効果やその手順，使用器材についても写真による説明を加え，セルフケアについてもセルフケアグッズ・補助的清掃具の種類・特長等について説明しております。

○ホワイトニングの項では歯の変色の原因術式と手順ホームホワイトニングとオフィスホワイトニングの特長，そして術後のフォローアップ等。

○インプラントの項では，インプラントの構造と治療の流れ，そして金属床義歯とブリッジとインプラントのそれぞれのメリットとデメリットと費用等の比較の一覧表を掲載してありますので，大変貴重な資料であると思います。

　今回の改訂にあたっては，タイヨウ・デンタル・オフィスの櫻井善明歯学博士がグラビア等最新の情報を提供され，皆さんのご要望に応えられる内容となったと思っております。宜しくご活用下さい。

平成23年2月

櫻井善忠

「第2版」刊行にあたって

　「すぐに役立つ歯科の知識」は昭和55年の初版以来日進月歩の医療現場を側面的に支える方々の参考テキストとして適宜改訂を致しご要望にこたえてまいりました。

　今回も平成7年の大改訂以来の改訂となり，予防歯科分野をはじめ歯科保健ニーズにも関連する内容を加味致しました。

　引き続き新しいガイドブックとしてご活用頂けるものと思っております。

平成15年2月

櫻井善忠

「第1版」刊行にあたって

　この本について，まず申しあげておきたいのは，専門書ではないということです。この本は，今まで歯科に関係がなく何もしらなかった方が，これからいや最近，歯科に関係のある仕事に従事されるとしたら，より早くより簡単に，その仕事に慣れられるようにと配慮して，編纂されたガイドブックといえましょう。

　もともと，世の中のどんな仕事でも，それに関する専門職の人が，原材料から完成品まで，すべて一人で間に合せている例は，皆無といってよいでしょう。歯科の診療室や治療行為を考えてみますと，これほど多く，関係業種の英知が結集されているものは，例をみないといっても過言ではありません。原子力こそ使用しませんが，近代文明で開発されたありとあらゆる物を使い，またそれらの人々の協力によって，支えられていることがよく解ります。

　歯科の診療室の機能的な建物，その中に設備されている器械器具，そしてまたそれらの保守管理の面，そして歯科治療用の小器材と薬剤類，そしてまた患者さんが受付から診療室へ，会計処理から再来院へとスムーズに流れるようになっているシステム，そのための事務処理

機器用具類など，どれもこれも歯科医療には欠かすことのできない物質的なものです。

　また，さらに大切なのは，上記の物を安定供給し適切に患者さんのために運用する人間そのものです。物がいくら豊富にあり，それが整っているにしても，それらを正しく有効に，かつスムーズに運用できる人がいなければ，歯科治療は空転して前進はありえません。したがって，建物の医療設備を担当する人も，また診療用の器材薬剤の供給を担当する人も，最終的には患者さんの口の健康管理（口腔管理から治療まで含まれる）について，ある程度以上の知識がなければ，自分の仕事の責任を十分果すことはできません。言うまでもなく，歯科診療室に直接勤務する人は，さらにくわしく口の中のことを理解しておく必要があります。なかでも診療介助を行う歯科助手の方は，いち早く歯科の知識を修得し，ドクターの診療行為がスムーズに流れるように，有能な手足となることが望まれます。

　本書は，これらの皆さんにすぐに役立てていただくために，私が従前著した歯科の知識の手引書や保険請求に関する本の中から，上記の目的にかなう部分を引用しさらに診療室で見られる器械や薬にいたるまで必要なすべてについて説明を加えておきました。

　第1章は歯科に関するオリエンテーションで，やや理屈っぽいところがあるかも知れませんが，第2章以下は，専門知識を必要最小限度の範囲で，解りやすく説明してあります。そして，それぞれの章が独立した内容ですから，場合によってはどの章から読み始めても良いわけです。

　このような内容の本は，今まで余り例がなく，歯科関連の業界では，新入社員の教育には不自由されていると聞きましたので，少しでもそれらの皆さんのお役に立てれば，この上ない喜びとするところです。

　終りに，新しい感覚で執筆を分担された，私共のスタッフ，写真撮影等にご協力頂いた太陽歯科の皆さん，そして発刊にいたるまで多大なご理解とご協力を下さいました，わかば出版株式会社の皆さまに，深甚なる感謝の意を捧げます。

　昭和62年3月

櫻井善忠

目次

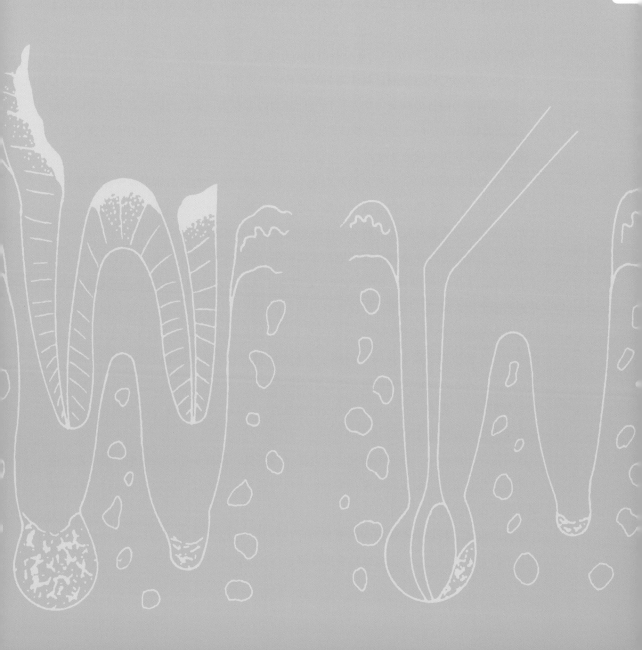

Chapter 1

歯科医療と歯科診療

第1章　歯科医療と歯科診療

1. 歯科医療

　医療とは，医学（豊富な専門歯科知識）・医術（的確な技術）・医倫理（社会的道徳心）に支えられた診療行為です。診療行為は，診察と治療行為のことです。そして，この医療が実際に行われる現場を臨床といいます。現在，歯科医療を行う臨床の場は，歯科医院だけでなく，保健センターや学校，在宅での要介護者に対する診療の場も含まれます。

　歯科医療には，いくつかの大きな特徴があります。歯科治療は，顔面や口の中（口腔）といった，極めて狭い範囲に対する外科治療が日常的に行われていることです。むし歯や歯周病等の歯科の病気（疾患）は，口腔内の常在菌（常に口腔に存在している細菌）による感染症であることが多いのです。そのため，薬の投与による自然治癒や失った歯の組織の回復も望めません。

　むし歯や歯周病等によって失われた歯や口腔の機能と見た目（審美）を回復させることが重要で，歯や顎の骨など硬組織に対して金属やプラスチック，人工歯根のような非生物学的な新素材による精密な治療が要求されます。

　また，歯科疾患は生命の危機に直結する病気は少なく，むしろ快適な日常生活を害する病気，すなわちQOL（クオリティオブライフ，生活の質）を低下させる病気で，その治療方法も患者（医療を提供される側）に選択の余地があり，大変多様化されているのが現実です。充分なインフォームド・コンセント（病気に対する正しい知識，治療方法，治療の予後を説明し理解してもらい納得して治療に協力してもらうこと）を行い，患者との信頼関係を築くことが大切です。

　したがって，患者一人一人に最適な医療を行うため，その診療方針も内容も一律に定義することは出来ません。

　歯科医学や技術は，日々の研究により薬剤や器具・機材が進歩し疾患に対する治療方法も変化します。最新の高度な歯科医療に対応するために，医療従事者は，日々研鑽を積まなければなりません。

　歯科医療は，むし歯や歯周病の治療だけでなく，生活習慣病である歯科疾患の具体的な予防方法や，正しい保健知識を提供することが必要です。

２．歯科医院での患者の受け入れ準備

　これから歯科医療に携わるみなさんに，具体的な治療行為等を学ぶ前に歯科医院での患者の受け入れ準備と一日の流れについて説明します。

　一日の診療が始まるにあたり，患者を受け入れる準備が出来ているかどうか確認しましょう。歯科医院は医療を行う場所なので，清潔であることを第一に考えましょう。具体的には，診療室内はもちろん医院入り口，待合室やトイレなどがきれいに清掃されているか，患者が使用するスリッパ，雑誌などが整然とかたづけられているか，患者へのお知らせやポスター，ビデオなどがきちんと準備されているかなど，患者が気持ちよく来院できる環境かどうかチェックしましょう。

　その日に使用する用紙や用具に不足はないか，確認しましょう。具体的には，受付業務で必要な診療録（カルテ）等各種用紙，事務用品，来院予定患者のカルテなど，診療業務で必要な器具・材料薬品の有無，機械類の始業点検，来院予定患者の装着予定製作物（インレー・クラウンや入れ歯等）が仕上がっているかどうか，消毒コーナーやレントゲン室の準備も忘れずに確認しましょう。これらの必要機材は，普段から在庫の管理をきちんとして，突然足りなくなったりしないように，余裕をもって準備しておきましょう。

　そして，何よりも大切なことは，スタッフであるあなた自身の準備が出来ているかどうかです。つまり白衣が清潔であり，メイク，髪型，爪など身だしなみが整っているか，あなた自身が健康で患者を温かく迎える心の準備が出来ているかです。

　歯科医院全体が快適な歯科医療を行える態勢であることが重要です。患者の立場になった気持ちで歯科医院全体を見渡してみましょう。

３．来院患者への受付・応対

　患者が，来院して最初に応対することになるのが，受付です。その歯科医院の第一印象は，受付で決まると言ってもいいでしょう。それは，電話での応対も同様です。それだけに，受付の応対は大変重要で責任も重いのです。歯科医院の診療時間や休診日，予約状況などの基本情報を正確に理解していることは当然ですが，時には院長の診療方針や歯科情報についての質問を受けることもあります。その歯科医院としての適切な返答が出来るように，常に院長や他のスタッフとコミュニケーションをとることが大切です。受付業務で重要なことのひとつに，事務処理があります。診療申し込み書や保険証に書かれた内容を診療カルテに転記したり，診察券を発行したり，また治療後の会計も行います。正確さとスピードを要求されます。また，最近はコンピュータを導入し，事務処理を簡便にする歯科医院が増えています。コンピュータソフトの操作も覚える必要があるでしょう。

　受付の仕事には，診療室での治療の進行状況と待合室での患者の状況をよく把握し一日の診療が予定通りスムースに行われる様に，適切な患者誘導をすることも要求されます。常に患者と診療部門との架け橋の役目もあるのです。

４．予診，諸検査，診断

　初めて来院された患者と久しぶりに来院された患者に対しては，まず予診といって来院の目的（主訴）や患者の全身状態などを聞き取り（問診），状態を把握します。さらに病状の診断と治療方針を確定するために，必要な諸検査を行います。アシスタント業務としては，患者の訴えを的確に主治医である歯科医師に伝達し，必要と思われる検査の準備を整えることです。検査は，歯科医師が直接行うものだけでなく，能率を考え分担して行うものもあります。したがって，各種検査の術式や用具・器械類の操作については，熟知しておく必要があるでしょう。

5. 歯科治療

　諸検査の結果，診断され治療方針が決定されます。通常，患者の主訴や緊急を有する箇所が治療において優先されます。そして次に，口腔全体の機能回復と健康の維持を考えた，最終的な治療計画が立てられます。主治医である歯科医師は，これらの治療方針と計画を患者によく説明する義務があります。しかし，実際には患者は，歯科医師の説明がよく理解できなかったり，治療方法に選択の余地がある場合など治療に対する疑問や質問を充分出来ないことがあります。そのような場合，スタッフは患者の良き相談相手として患者に接することになります。そのためには，歯科医院で働くスタッフは，歯科の専門知識を身につける必要があります。また，治療のアシスタント業務を行うためには，診療の流れを理解していなければ，スムースに業務を行うことができません。後章では，口腔内の各部位の名称など基本的な歯科知識，歯科疾患の病名や治療方法等を詳しく述べてあります。

6. 予防処置と保健指導とリコール

　歯科治療の目的は，口腔機能の回復を図り，全身と口腔の健康を維持することです。むし歯や歯周病といった歯科疾患は，生活習慣病です。病気になった原因は，その人の生活習慣や食生活にあります。これらを改善しなければ，治療終了後に再度発症する可能性があります。むし歯や歯周疾患は，患者本人の自覚がないままに進行します。したがって，治療により機能が回復した後は，自ら健康を維持し，よりよい状態になるための保健行動を保つように，適切な保健指導を行う必要があります。また，予防処置は最高の治療方法です。病気にならないために，専門家による予防処置を受けることと，早期発見，早期治療の原則のもと定期的な歯科検診の重要性を理解してもらう必要があります。そこで，定期検診と定期的な予防処置のお知らせをすることをリコールといいます。リコールは，単に再来院を促す目的だけではなく，歯科医院の近況を知らせることや，歯科医院との信頼関係の継続のためにも必要なことです。

７．歯科医療従事者（歯科医院で働く人）

　歯科医師は，歯科医療を実際に行い，患者の診療と保健指導に責任を持つ立場にある専門職です。

　歯科衛生士は，保健指導，予防処置，診療補助を行う専門職です。

　歯科技工士は，歯科疾患により失った機能回復のためのもの（技工物）を作製する業務を専門に行う職種です。歯科技工物は，外注加工（歯科技工所）に出す歯科医院と院内の歯科技工士が技工物を製作する歯科医院があります。技工物は，患者の来院日程に合せて完成させる必要があるため，技工物の管理には細心の注意が必要です。

　歯科助手は，受付や診療のアシスタント業務を行うデンタルスタッフです。その他，最近は介護保険法の制定により歯科医院に来院できない人に対する在宅での医療も行われるようになりました。そこでは，医師，看護師，ケアーマネージャー，介護福祉士など様々な専門職種と連携をとる必要があります。

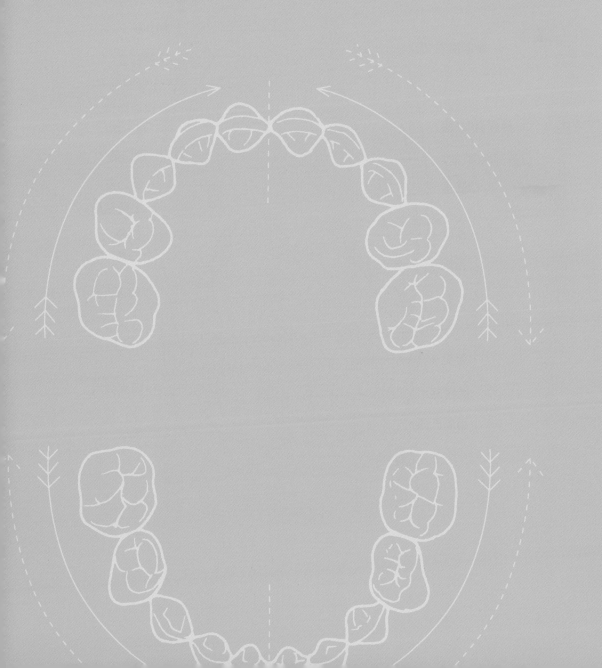

第2章 歯牙・歯式と部位について

I 歯牙・口腔の名称

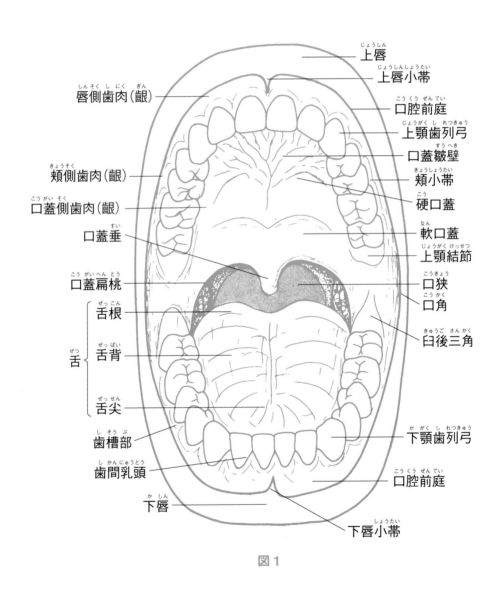

図1

口腔粘膜	身体の表面が皮膚に被われているように，口の内側表面を被っている粘膜。
歯列弓	いわゆる "はならび" のことで，歯の並んで生えている状態が，一方の大臼歯部（奥歯）から前歯を経て反対側の大臼歯部へと弓状を形成するため，この歯の並びを指して歯列弓といいます。 上顎歯列弓，下顎歯列弓があります。
歯肉（歯ぎん）	いわゆる "はにく" で，場所（部位）により各々の呼び方があります。 頬側歯肉：歯列の外側で頬の内側に面する部の歯肉。 唇側歯肉：歯列の外側で口唇の内側に面する部の歯肉。 舌側歯肉：歯列の内側で舌に面する部の歯肉。 上顎の場合は，舌側は口蓋に続くため，口蓋側歯肉とも呼ばれます。
歯間乳頭	歯肉で隣りあった歯と歯の間を埋める三角形の部分。
歯槽部	歯が植わっている（植立している），土手状に隆起している部分。
上唇小帯	上唇の内側正中部（中心部）にある，歯肉との間の襞（ひだ）。
下唇小帯	下唇の内側正中部にある，歯肉との間の襞。
頬小帯	頬の内側と歯肉との間にある襞のことで，上下唇小帯と共に義歯をつくる時など，考慮を要する部分です。
口蓋	俗に "うわあご" といわれる部分で，硬口蓋と軟口蓋に分けられます。
硬口蓋	口蓋の前方約2/3を占め，その下には骨のある，硬い部分です。
軟口蓋	口蓋の後方約1/3の部分ぐらいの，骨がなく柔らかい部分です。 前方は硬口蓋につながり，後方は "のど" 部分に続いています。
口蓋皺襞	硬口蓋の前方部の凸凹のある細かい襞のことで，食塊をつくるために役立つといわれています。
口蓋垂	軟口蓋の後方中央部よりたれ下がった突起状のもの。
上顎結節	上顎の最も奥の歯の後外側の凸面をなす部分で，麻酔の時や義歯を入れる時などに関連してきます。
臼後三角	下顎の最も奥の歯の後方の三角形をした凸部で，義歯を入れる時などに関連してきます。

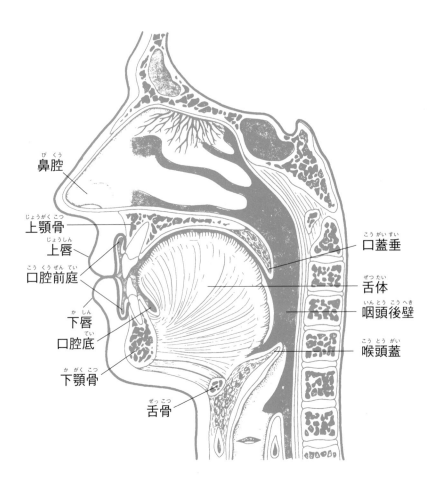

鼻腔（びくう）

上顎骨（じょうがくこつ）

上唇（じょうしん）

口腔前庭（こうくうぜんてい）

下唇（かしん）

口腔底（こうくうてい）

下顎骨（かがくこつ）

舌骨（ぜっこつ）

口蓋垂（こうがいすい）

舌体（ぜったい）

咽頭後壁（いんとうこうへき）

喉頭蓋（こうとうがい）

図2

10

口唇	いわゆる "くちびる" のことで，上口唇と下口唇に区別されます。
	食物のとり入れや発音などに関係し，口の開閉の役をはたします。
	口唇の存在は哺乳類の特徴で，哺乳器官でもあります。
上唇	うわくちびる
下唇	したくちびる。
口裂	上口唇と下口唇が連なるところ。口角は口の両端のこと。
口腔前庭	上下顎歯列弓及び歯肉と，
	口唇及び頬の間の空間の内側とに固まれた空間（すき間）。
口腔底	下顎歯列弓の内側にある空間で，舌で満たされています。
舌	"した""べろ" のことで，表面の部を舌背，先端の方を舌尖，
	後方付け根の方を舌根と呼びます。
	発音や咀嚼に非常に重要な役目をし，
	味覚をつかさどる部分でもあります。

第2章　歯牙・口腔・歯式と部位について

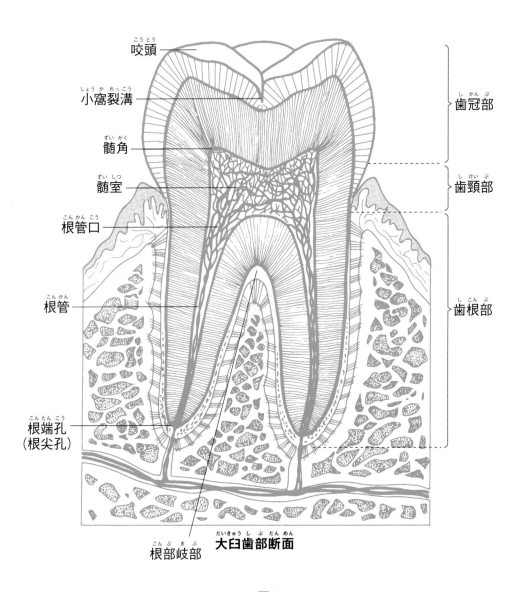

咬頭 (こうとう)

小窩裂溝 (しょうかれっこう)

髄角 (ずいかく)

髄室 (ずいしつ)

根管口 (こんかんこう)

根管 (こんかん)

根端孔 (根尖孔) (こんたんこう)

根部岐部 (こんぶきぶ)

歯冠部 (しかんぶ)

歯頸部 (しけいぶ)

歯根部 (しこんぶ)

大臼歯部断面 (だいきゅうしぶだんめん)

図3

根管	歯髄腔の歯根部にあたる部分。
根管口	髄室から根管へと移っていく根管の入り口の部分。
根端孔（根尖孔）	根管の歯根尖端部にあたるところで，ここから神経，血管が歯髄腔の中に入っていきます。
根分岐部	2根以上の歯牙の根の別れる部分。
歯冠（部）	歯の頭の方の部分で，通常歯肉より上に出ている部分。
歯根（部）	歯の根のことで，通常歯肉の中に埋まっている部分。
歯頸部	歯冠と歯根の境界部付近のややくびれた部分。通常歯のはえぎわ付近の部分。
咬頭	臼歯の咬合面にある凸凹のでっぱりの部分。
小窩	臼歯の咬合面にある凸凹のくぼみ部分。
裂溝	臼歯の咬合面にある凸凹の溝の部分。

｝う蝕の好発部位
（むし歯になりやすいところ）

第2章　歯牙・口腔・歯式と部位について

13

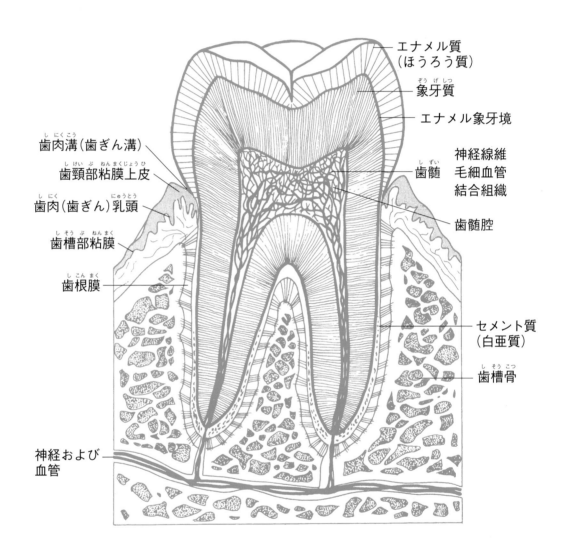

エナメル質
（ほうろう質）

象牙質

エナメル象牙境

歯肉溝（歯ぎん溝）

歯頸部粘膜上皮

歯肉（歯ぎん）乳頭

歯槽部粘膜

歯根膜

神経および
血管

神経線維
毛細血管
結合組織

歯髄

歯髄腔

セメント質
（白亜質）

歯槽骨

図4

歯槽骨　　　　　　　　歯が植立している部分の骨のことで，歯肉に被われています。

歯根膜　　　　　　　　歯根と歯槽骨を結びつけ，歯を支えている組織のこと。

　　　　　　　　　　　同時にクッションの役目もしています。

歯周組織（歯牙支持組織）歯肉，歯根膜，セメント質，

　　　　　　　　　　　歯槽骨をあわせてこう呼びます。

エナメル質（ほうろう質）歯冠部の表面を被っており，非常に硬い物質で

　　　　　　　　　　　できています。

セメント質（白亜質）　歯根部の表面を被っている物質で，エナメル質よりは

　　　　　　　　　　　柔らかい物質でできています。

象牙質　　　　　　　　エナメル質，セメント質以外の歯の主体をなす物質で，

　　　　　　　　　　　エナメル質より柔らかく，セメント質より硬いものです。

歯髄　　　　　　　　　俗にいう歯の神経のことで，

　　　　　　　　　　　細かい神経や血管が含まれています。

　　　　　　　　　　　歯髄腔を満している，柔らかい組織でもあります。

歯髄腔（髄腔）　　　　歯の中心部にある象牙質に固まれた空洞で，

　　　　　　　　　　　その中に歯髄（神経）が入っています。

　　　　　　　　　　　通常その歯とほぼ相似形をしています。

髄室　　　　　　　　　歯髄腔の歯冠部にあたる部分。

髄角　　　　　　　　　髄室の歯冠部の方へ突出した先端部。

歯肉溝　　　　　　　　歯と歯肉との間の溝。歯頸部の周囲をとり囲んでいます。

第2章　歯牙・口腔・歯式と部位について

第2章　歯牙・口腔・歯式と部位について

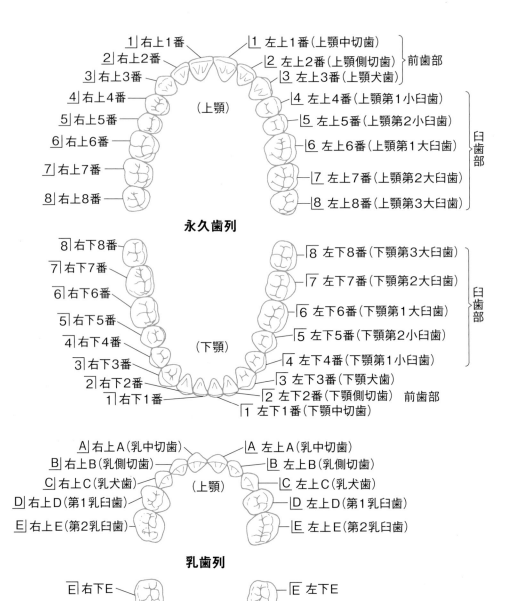

右上1番　左上1番（上顎中切歯）
右上2番　左上2番（上顎側切歯）　前歯部
右上3番　左上3番（上顎犬歯）
右上4番　左上4番（上顎第1小臼歯）
右上5番　左上5番（上顎第2小臼歯）
右上6番　左上6番（上顎第1大臼歯）　臼歯部
右上7番　左上7番（上顎第2大臼歯）
右上8番　左上8番（上顎第3大臼歯）
（上顎）

永久歯列

右下8番　左下8番（下顎第3大臼歯）
右下7番　左下7番（下顎第2大臼歯）
右下6番　左下6番（下顎第1大臼歯）　臼歯部
右下5番　左下5番（下顎第2小臼歯）
右下4番　左下4番（下顎第1小臼歯）
右下3番　左下3番（下顎犬歯）
右下2番　左下2番（下顎側切歯）　前歯部
右下1番　左下1番（下顎中切歯）
（下顎）

右上A（乳中切歯）　左上A（乳中切歯）
右上B（乳側切歯）　左上B（乳側切歯）
右上C（乳犬歯）　左上C（乳犬歯）
右上D（第1乳臼歯）　左上D（第1乳臼歯）
右上E（第2乳臼歯）　左上E（第2乳臼歯）
（上顎）

乳歯列

右下E　左下E
右下D　左下D
右下C　左下C
右下B　左下B
右下A　左下A
（下顎）

図5

図5は歯牙の名称と呼び方，そして歯式といわれるものです。

　上顎中切歯，上顎犬歯などの呼び方のほかに，歯式といって，⌊1⌋，⌐6⌐など歯牙を数字やアルファベットで示すこと，または呼ぶことがあります。たとえば，患者さんの左側の上顎中切歯のことを左上1番と呼び，⌊1と書きます。右側の下の第一大臼歯のことを，右下6番と呼び，6⌐と書きます。全体を歯式で示せば

$$
\begin{array}{c|c}
8\ 7\ 6\ 5\ 4\ 3\ 2\ 1 & 1\ 2\ 3\ 4\ 5\ 6\ 7\ 8 \\
\hline
8\ 7\ 6\ 5\ 4\ 3\ 2\ 1 & 1\ 2\ 3\ 4\ 5\ 6\ 7\ 8
\end{array}
$$

となります。

　これらのうち，一般にも通用する名がついている歯は，それが何番に相当するかを覚えておきましょう。

3番　糸切り歯

6番　6歳前後で萌出する（はえる）ことから6歳臼歯といいます。

7番　同様に，12歳臼歯ともいいます。

8番　平均寿命が短かった頃には，この歯が萌出するころには親がいない，ということで，おやしらずと呼ばれます。

　ただし正中（中央）をはさんで，左右が逆に書かれているように見えますが，これは患者さんから見た左右で書きあらわしたためです。歯式のこのような表現方法には，早く慣れるようにしてください。

　乳歯については，123など数字ではなく，図のようにアルファベットで示します。ただし5才から15才までの人の場合は，混合歯列といって，乳歯と永久歯が同時に並んで存在するので，⌊1 2 C 4 E 6などとなることがあるので，注意してください。

図6　**永久歯列**

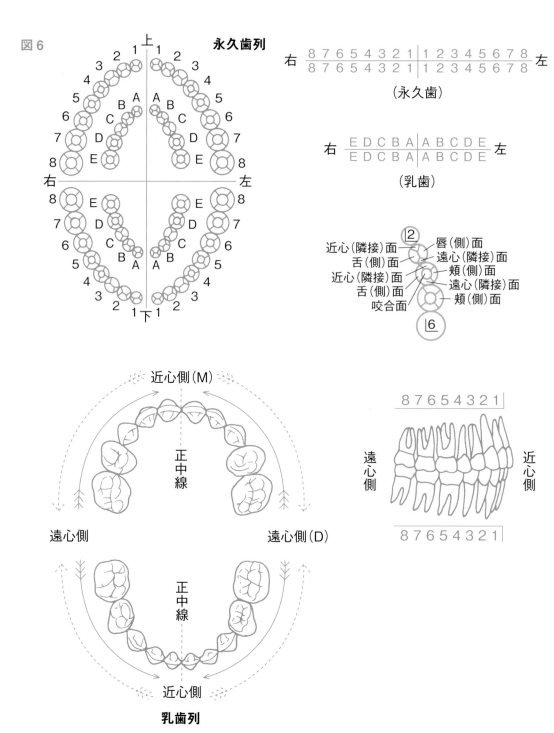

永久歯列

右	8 7 6 5 4 3 2 1	1 2 3 4 5 6 7 8	左
	8 7 6 5 4 3 2 1	1 2 3 4 5 6 7 8	

（永久歯）

右	E D C B A	A B C D E	左
	E D C B A	A B C D E	

（乳歯）

近心（隣接）面 — 唇（側）面
舌（側）面 — 遠心（隣接）面
近心（隣接）面 — 頬（側）面
舌（側）面 — 遠心（隣接）面
咬合面 — 頬（側）面

近心側（M）
正中線
遠心側　　　遠心側（D）

遠心側　　　近心側

8 7 6 5 4 3 2 1

8 7 6 5 4 3 2 1

正中線
近心側

乳歯列

18

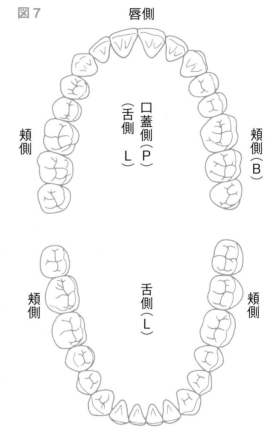

図7　唇側／頬側（B）／口蓋側（P）舌側 L／頬側／舌側（L）／頬側／唇側

　図6・上は全体を歯式で示したものです。図6および図7は，歯の位置と方向を示すもので，顔の真中の正中線を基準に，奥にいくにしたがって，中心よりも遠いという意味で遠心といい，中心に近い方を近心といいます。これは，1本の歯についてもいえることです。たとえば，右下6番の近心といえば，その歯の部位の中でも歯列全体のより中心に近い部分，つまり右下5番に隣接する部位を示すことになります。

　また，図6・下によって示されるような方向の示し方もあります。なお，図にはありませんが，歯と歯の接している面を，隣接面と呼びます。以上のようないろいろな方向，部位などの示し方を組み合せて使うことにより，1つの歯牙の細かい場所を適確に表現できるようになっています。

　たとえば，"右下6番近心隣接面歯頸部頬側寄り"といえば，口の中の全部の歯の何百何千箇所のうちの，ほんの1mm四方ぐらいの部分をさし，だれにもその場所が頭の中に描けるようになっています。

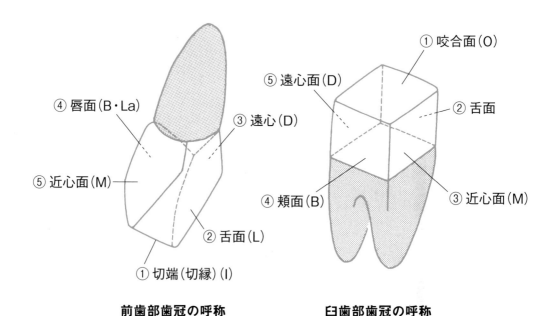

前歯部歯冠の呼称　　　　**臼歯部歯冠の呼称**

図 8

図 8 は前歯部および臼歯部の，各々 1 本の歯の面の呼び方です。

（M）などが示すように，各々略号を使う場合もあります。

近心面は mesial の略で M

遠心面は distal の略で D

咬合面は occlusal の略で O

舌面は lingual の略で L

頬面は buccal の略で B

唇面は Labial の略で La

切端は incisal の略で I です。

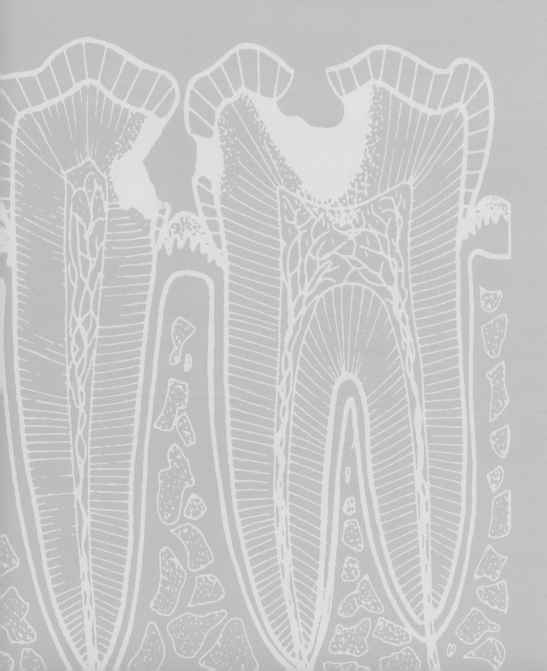

歯科における主な病気

第3章 歯科における主な病気

I 主な病気の名称

1 いわゆる"むし歯"

(1) う蝕症・・・エナメル質，象牙質のむし歯 C_1 C_2 C_3 C_4

(2) 歯髄炎・・・むし歯が"神経"に達して炎症をおこしたもの

 ①急性歯髄炎

  急性単純性歯髄炎・・・単 Pul

  急性化膿性歯髄炎・・・急化 Pul

 ②慢性歯髄炎

  慢性潰瘍性歯髄炎・・・潰 Pul

  慢性増殖性歯髄炎・・・増 Pul

 ③壊疽性歯髄炎・・・・・壊 Pul

 ④歯髄壊疽・・・・・・・Pu- エソ

(3) 根端性歯周組織炎（歯根膜炎）・・・炎症が根をとりまく膜にまで広がったもの

 ①急性単純性歯根膜炎・・・急単 Per

 ②急性化膿性歯根膜炎・・・急化 Per

 ③慢性化膿性歯根膜炎・・・慢化 Per

2 いわゆる歯周病（辺縁性歯周組織炎）・・・P_1 〜 P4

 ①急性辺縁性歯周組織炎

 ②慢性辺縁性歯周組織炎

3 欠損・・・・・MT

4 その他

(1) エナメル質，象牙質の病気

 ①象牙質知覚過敏症・・・・・Hys

 ②磨耗症・・・・・・・・・Abr

③侵蝕（しんしょく）症・・・Ero

④咬耗（こうもう）症・・・・・・Att

（2）歯牙以外の病気

　①歯槽骨々炎

　　歯槽膿瘍・・・・・・・・・・AA

　②顎炎

　　顎骨々膜炎　顎骨々髄炎

　③顎関節症

　④歯槽骨鋭縁・・・・・・・・・SchA

　⑤抜歯創治癒不全症

　⑥のう胞（歯根のう胞など歯牙に関連あるものとないもの）・・WZ

　⑦歯肉炎（歯ぎん炎）・・・・・・G

　　単純性歯肉炎・・・・・・・・単G

　　肥大性歯肉炎・・・・・・・・肥G

　　カタール性歯肉炎

　　外傷性歯肉炎

　　発疹性（アフタ性・スプルー性・疱疹性）歯肉炎

　　潰瘍性（褥瘡性潰瘍）歯肉炎・・・Dul

　　孤立性アフタ

　　その他

　⑧口内炎・・・・・・・・・・・Stom

　　アフタ性口内炎

　　慢性再発性アフタ

　　カタール性口内炎

　　潰瘍性口内炎

　　その他全身疾患と関連ある各種口内炎

　⑨口角びらん

　⑩舌炎（各種多数）

　⑪智歯周囲炎・・・・・・・・・Perico

⑫歯肉膿瘍（歯ぎん膿瘍）・・・・GA

⑬膿瘍（上皮性・非上皮性各種）

⑭歯性上顎洞炎

⑮神経疾患（三叉神経，顔面神経など）

⑯唾石症および唾液腺疾患

⑰その他（口腔底蜂窩織炎・顎放線菌症等多数）

⑱血液疾患（紫斑病，血友病，貧血，白血病など）

(3) 外傷および異常

　①歯牙外傷（打撲）

　　歯冠破折　　歯牙破折

　②口唇外傷

　　口唇裂傷（その他）

　③骨折

　　歯槽骨々折　｛単純骨折

　　顎骨々折　　｛複雑骨折

　④口蓋裂

　⑤歯牙形成異常

　⑥過剰歯

　⑦晩期残存歯

　⑧歯牙の位置の異常

　　低位咬合

　　転位歯

　　埋伏歯

(4) 全身と関連する口腔疾患

　①歯ぎしり，食いしばり（ブラキシズム）・・・Brx

　②睡眠時無呼吸症候群

(5) 製作物の破損および脱落

　①充填物脱落

　②歯冠修復物の脱落

　　インレー・クラウン・継続歯・ブリッジ

　③破損・破折

　　インレー・クラウン・継続歯・ブリッジ鉤

　　人工歯・床・義歯

Ⅱ　むし歯の進行と関連する病気

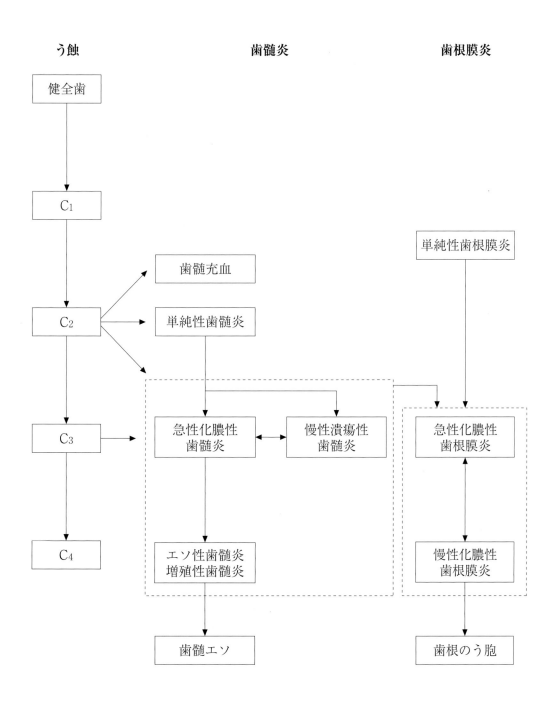

う蝕

歯髄炎

歯根膜炎

健全歯

C₁

歯髄充血

単純性歯髄炎

C₂

単純性歯根膜炎

C₃

急性化膿性
歯髄炎

慢性潰瘍性
歯髄炎

急性化膿性
歯根膜炎

C₄

エソ性歯髄炎
増殖性歯髄炎

慢性化膿性
歯根膜炎

歯髄エソ

歯根のう胞

1. う蝕症（カリエス Caries）

1）その特徴と原因

　これは，口の中の細菌が歯の表面に残された食べかすの中でどんどん繁殖し，その副産物である酸によって，硬いエナメル質や象牙質を溶かしてしまうものです。したがって，いきなりできるものではなく，必ず表面から中心に向かって進むのが特徴です。

　また，エナメル質をすぎて象牙質に入りこむと，横へ広がるのもむし歯の性質です。

　そこで，このむし歯の進み具合（深さ）から，C_1，C_2，C_3，C_4 というように分類します。この深さによって，しみる，噛むと痛い，などの症状がだいたい決まり，また終末処理も決まることが多いので，しっかり覚えておいてください。

C_1（う蝕第1度）：う蝕がエナメル質でとどまって，まだ象牙質には達していないもの。

C_2（う蝕第2度）：う蝕が象牙質に達し，まだ歯髄に達していないもの

C_3（う蝕第3度）：う蝕が進行して，歯髄まで達したもの

C_4（う蝕第4度）：う蝕のためにほとんどの歯冠が崩壊して，
　　　　　　　　　　　歯根だけが残っているもの

2）う蝕症のできやすい場所（好発部位）

○歯の溝やその交わる部分（小窩および裂溝）

○歯と歯の接している部分（隣接面）

○歯と歯肉の境目の部分（歯頸部）

初診用（基本セット）

①ミラー

②ピンセット

③探針（エキスプローラー）

　主に裂溝部のう蝕を調べるもの。

④スプーンエキスカベーター

　軟化象牙質を取り除きながら，

　う蝕の範囲を調べるもの。

⑤ストッパー

⑥バキューム

⑦コップ

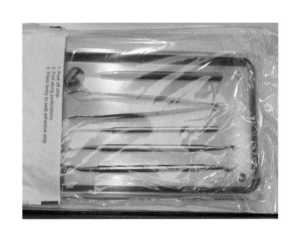

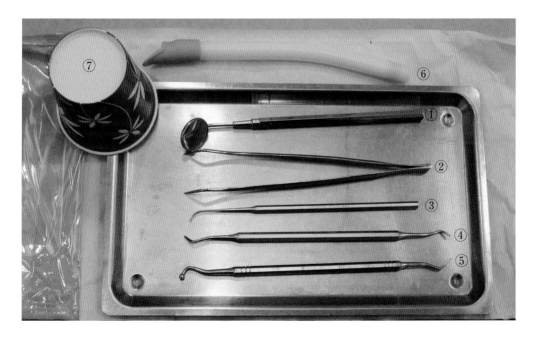

1. う蝕症（カリエス Caries）

う蝕の原因

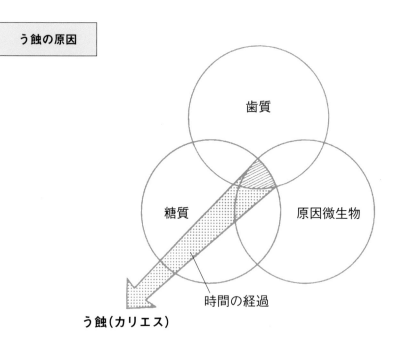

歯質

糖質　　原因微生物

時間の経過

う蝕（カリエス）

う蝕（カリエス）

　食事をした後歯を磨かないでいると，歯の表面に白っぽいネバネバがついてきます。これが歯垢（プラーク）といわれるものです。

　プラークは，細菌が繁殖する温床となります。この細菌が摂取した糖を時間の経過と共に分解して酸をつくり，歯を溶かして，むし歯を作っていきます。上の図のように，う蝕は3つの要素が重なった時に時間が経過すると起こります。この3つのうち，歯と微生物はなくすことができませんが，糖質はブラッシングで取り去ることができます。従って，う蝕を予防するためには，食物摂取後，歯を磨き，プラークを除去すること，糖分を過剰にとらないことが重要となります。

★口腔内には無数の細菌が存在しますが，う蝕に影響するのはプラーク中の細菌といわれています。プラークはう蝕だけでなく，歯周疾患の大きな原因でもあります。

3）処置の流れ

C₁

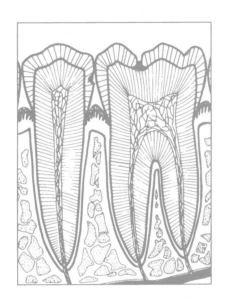

C₁ の病名（略符号 C）

　C はカリエス（Caries）の略で，う蝕症（むし歯）を指します。進行図にも示すように，むし歯の深さによって C の 1 から C の 4 までの 4 段階に分けて病名としています。

　したがって C₁ は浅いむし歯で，エナメル質が侵された初期う蝕といえます。時には，しみたりすることもあります。

C₁ の処置

　表存性のむし歯なので，浸蝕されたエナメル質の部分を削りとって（う窩の開拡）消毒し，実質欠損（孔があいたところ）を充塡（つめる）するための窩洞を掘り（窩洞形成・KP），充塡します。

即処および（KP）　→充塡（練成充塡材）→研磨（調整）
　　　　　　　　　→ WP または Imp →インレー

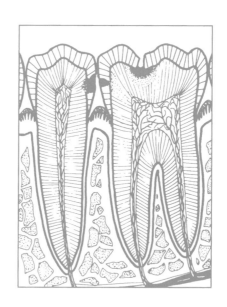

C₂

C₂ の病名（略符号 C）

象牙質の深いところまで達したむし歯で，沁みたり，物が中に入ると違和感がある程度の症状ですが，中の歯髄にはまだあまり影響が出ていない程度か，一部歯髄充血を起こしている場合も含まれます。

C₂ の処置

深在性※のむし歯なので，軟化象牙質除去を行い，歯髄保護のため覆罩（覆髄・PCap）を行い，窩洞形成（KP）し充填します。浸蝕された軟化象牙質を削りとるのに痛みを感ずる場合は，麻酔（浸潤麻酔，伝達麻酔）を行います。
※深在性とは，表面（ここでは歯面）から深い所まで存在していることを指します。
←→浅在性

C₃ の病名（略符号 C）

C₃ というのは，う蝕がすでに歯髄腔に達していることを意味しており，
①現在歯髄が生きている場合は，歯髄に炎症が起こり痛みを感じる状態で，歯髄炎（Pul）になっています。

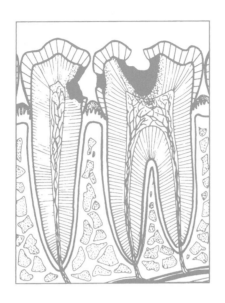

C₃

②また，現在歯髄が生きていない状態となったのが歯髄壊死（Pu-エシ），更に中でくさってしまった状態を歯髄壊疽（Puエソ）といいます。

③さらに進んで歯髄より先の根端孔外（根尖部）に病変が起こると，歯根膜炎（Per）となります。

④根管の中が治療済み（根管充填済）で，治療の必要のない歯の場合も C₃ といい，略符号で C と書きます。くわしくは歯髄組織疾患および歯周組織疾患のところで説明します。

C₃ の処置

　一般に歯冠の実質欠損が大きいので歯髄腔に関係し，その処置も生活歯（Pul）の場合，歯髄鎮静療法を行い，その後，歯髄処置（切断・抜髄）を行い，根管充填をして予後の心配をなくし，その後に歯冠修復を行います。

　無髄歯（Pulエソ，Per・C）の場合は，根管内の完全消毒を行い，根端孔外の組織の治癒も考えた根管充填を行い，その後に歯冠修復を行いますが，根端部の病変の程度によっては，最後に抜歯をすることもあります。

第3章　歯科における主な病気

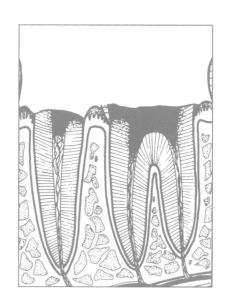

C4

C4 の病名（略符号 C4）

　C4 というのは，一般的には残根状態を指します。すなわち歯冠部がほとんどむし歯におかされ，歯の根の部分だけになってしまったような状態です。

　ただし交換期（生えかわる時期）の乳歯の場合は，歯冠部があっても C4（要抜去乳歯）として扱うことがあります。

C4 の処置

　C4 は根だけになった状態ですので通常はその歯は抜かなければなりませんが，前歯で根だけでも残してさし歯（継続歯）などにできる場合は，C4 の病名でも抜歯とはなりません。また，生えかわる乳歯で病名 C4 は必ず抜歯することになります。

Ｃの処置

　むし歯によって失われた歯質は決して再生することはありませんから，何らかの材料で元に戻してやらなければなりません。その際には，実質欠損（歯の失われた部分）の大きさや位置，見た目などによって，どのような修復をするかを決めます。

　これを大きく分けると，

①練成充填：かたまっていない充填材を窩洞（むし歯を削って整えた孔）に詰めて形を整え，硬化させる方法で，アマルガムやコンポジットレジン，充填用グラスアイオノマーセメントなどがあります。

②鋳造修復：『型』を用いて，窩洞に合せた金属の塊を作り，それをセメントなどでつける方法です。

＜予防＞

う蝕（むし歯）を予防するためには，ブラッシングが最も重要ですが，この他に歯科医院で行う方法として，次のようなものがあります。

①フッ化物の塗布：フッ素は，歯の構造そのものを化学的に強くするため，これを歯面に塗って作用させます。

②小窩裂溝填塞：歯の表面の『シワ』はものがたまりやすく，従ってむし歯ができやすいので，これを合成樹脂などで初めから埋めてしまう方法です。フィッシャー・シーラントなどとも言い，コンポジットレジンやグラスアイオノマーセメントのように，歯に接着する材料が使われます。

1. う蝕症（カリエス Caries）

4）C に対する修復の手順

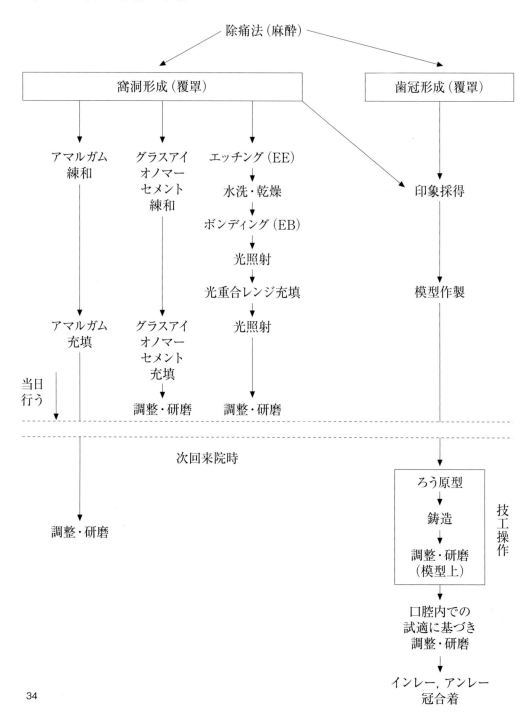

除痛法（麻酔）

窩洞形成（覆罩）　　　　　　　　　　　　　　歯冠形成（覆罩）

アマルガム　　　グラスアイ　　　エッチング（EE）　　　　　　　印象採得
練和　　　　　　オノマー
　　　　　　　　セメント　　　　水洗・乾燥
　　　　　　　　練和
　　　　　　　　　　　　　　　　ボンディング（EB）

　　　　　　　　　　　　　　　　光照射

　　　　　　　　　　　　　　　　光重合レンジ充填　　　　　　　　模型作製

アマルガム　　　グラスアイ　　　光照射
充填　　　　　　オノマー
　　　　　　　　セメント
　　　　　　　　充填

当日　　　　　　調整・研磨　　　調整・研磨
行う

次回来院時

調整・研磨　　　　　　　　　　　　　　　　　　ろう原型

　　　　　　　　　　　　　　　　　　　　　　　鋳造　　　　技工操作

　　　　　　　　　　　　　　　　　　　　　　　調整・研磨
　　　　　　　　　　　　　　　　　　　　　　　（模型上）

　　　　　　　　　　　　　　　　　　　　　　　口腔内での
　　　　　　　　　　　　　　　　　　　　　　　試適に基づき
　　　　　　　　　　　　　　　　　　　　　　　調整・研磨

　　　　　　　　　　　　　　　　　　　　　　　インレー，アンレー
　　　　　　　　　　　　　　　　　　　　　　　冠合着

第3章　歯科における主な病気

34

充填の種類

1　コンポジットレジン充填（CR：Composite Resin）

　天然歯に近い色と透明感が出せるので，近年充填処置の主流になっています。主に前歯など，外観にふれる部分の充填に用いますが，臼歯部用のレジンも開発されてきており，「奥歯でも自然な感じで治したい」と言う患者さんのニーズにも応えられるようになってきています。レジンと歯面は接着システムで接着します。以前は複雑な接着操作が必要でしたが，近年はワンステップで接着できる製品が開発されてきました。充填するレジンには，2種類のペーストを混ぜて固めるタイプ（化学重合型）と光を当てて固めるタイプ（光重合型）がありますが，最近の主流は光重合型で，色合いが多く，天然の歯に近い色を選べるようになってきました。

2　グラスアイオノマーセメント充填

　コンポジットレジン同様，歯冠色の充填材です。歯質接着性があるので，コンポジットレジンのような前処置は必要ありませんが，硬化時に水分にふれると非常にもろくなります。

3　アマルガム充填

　アマルガムとは水銀と金属の化合物で，歯科では普通銀アマルガムを指します。銀アマルガムは主に奥歯の咬む面（咬合面）などに用いられる材料で，銀色の充填物。硬いが，かけやすいのが特徴です。

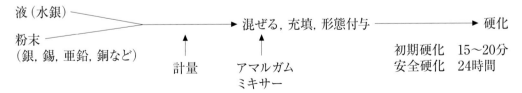

　アマルガムは完全硬化に時間がかかるので，次回来院時に研磨を行います。また，研磨の際，強い力で行うと熱が発生し水銀が遊離するので，注意します。

第3章　歯科における主な病気

光重合コンポジットレジンの器材

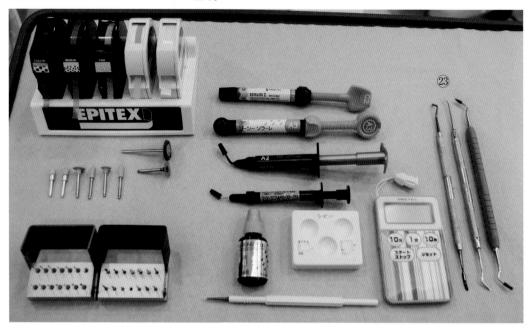

㉓

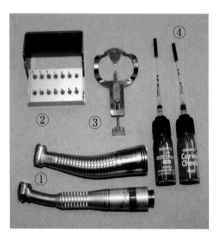

② ③ ④ ①

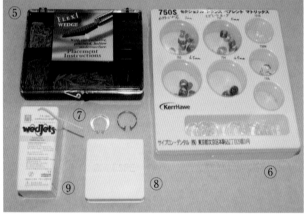

⑤ ⑦ ⑨ ⑧ ⑥

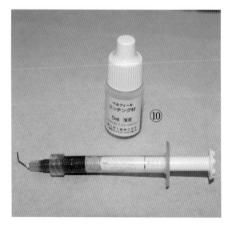

⑩ ⑮

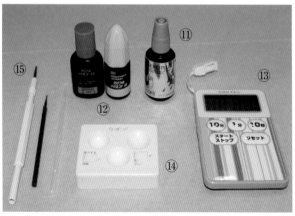

⑪ ⑬ ⑫ ⑭

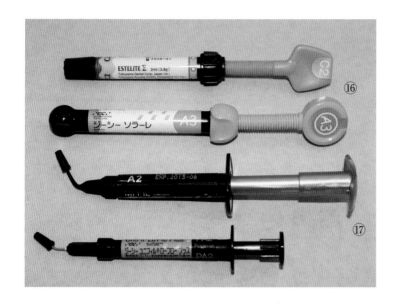

①タービン，コントラ5倍速

②窩洞形成用バー

③セパレーター

④う蝕検知液

⑤ウエッジ

⑥マトリックス

⑦バイタインリング

⑧ストリップス

⑨ラバーウエッジ

⑩エッチング剤

⑪1液性ボンディング剤

⑫2液性ボンディング剤

⑬タイマー

⑭採取皿
　（ダッペンディッシュ）

⑮アプリケーター

⑯ペーストレジン

⑰フロアブルレジン

⑱研磨用ストリップス

⑲研磨用ブラシ

⑳各種研磨用ポイント

㉑形態修正用バー

㉒咬合紙

㉓充填器

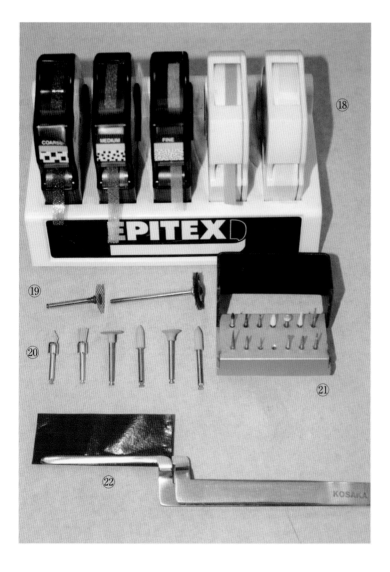

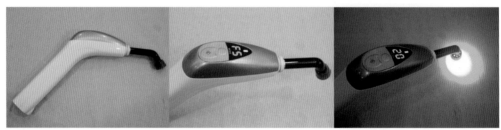

光照射器

光重合レジン充填時のアシスト

①軟化象牙質をとりおえたのち，必要に応じて裏装，覆罩を行います。指示に従って
　錬和しますが，レジンには専用のライナーを用いることもあります。

②窩洞形成を行います。

③ボンディング剤の準備を行います。ボンディング剤は2種類の液を混ぜる物や，ワ
　ンボトルから1滴出して使う物など，様々なタイプがあります。使用説明書を必ず
　良く読み操作するようにしてください。接着修復の要は，このボンディング操作に
　かかっていると言っても過言ではありません。

④ボンディングを行います。ボンディング剤は2種類の液を混ぜるものがありますが，
　混ぜるのは直前に行います。また，綿球やスポンジをボンディング剤に入れて，よ
　く混ぜあわせます。光重合型のボンディング剤では，ここで照射器を使い，固めます。

⑤エアーブロー，光照射

　　充分にボンディング剤をエアーで乾燥し，光で固めます。この際，照射される光は
　紫外線が含まれている事が多いので，直接見ないようにしましょう。必要に応じて
　プロテクターを装着する事が望ましいです。

⑥これらの間に術者がシェードガイドを用いてレジンの色合せをしますから，その指
　示に従って，使用する色のコンポジットレジンを用意しておきます。色合せ（シェー
　ドティキング）の際は，ユニットのライトを消します。

⑦充填器を用いてレジンの充填が行われます。この時，充填器についた余分なレジン
　はただちに拭き取ります。隣接面には，セルロイドストリップスなどを使います。

⑧光を照射します。この際も，光を直接見てはいけません。必要に応じて，プロテクター
　を歯牙と術者や補助者の目の間にかざします。

⑨研磨，調整を行います。

4　インレー修復

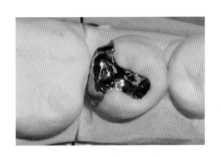

　1，2，3は，歯に窩洞形成直後に充填物を混ぜ，
充填するのに対し，インレーは窩洞形成後，印象
採得（型どり）をして正確な模型を作ります。そ
の模型にあわせて作った"ろう"の原形を金属に
おきかえ（鋳造），それをセメントで窩洞に固定
する方法で，複雑な形や，大きい窩洞の場合など
に用います。したがって，窩洞形成とインレーの装着は別の日になります。インレー
はそれが覆う範囲を上につけて，MOインレー，OLインレーなどと表します。

5　その他の鋳造歯冠修復

①アンレー

　窩洞が大きくなり，インレー修復では残った歯質が薄くなり欠ける恐れがある時な
　どには，咬合面をおおったアンレーを用いることがあります。

②一部被覆冠

　前歯部は，唇，舌，近心，遠心の4面から成りますが，このうち舌，近，遠の3面
　をおおっている冠を，3/4冠（スリークォーター・クラウン）と言います。同様に
　臼歯では4/5冠（フォーフィフス・クラウン）があり，他に1/2冠（ハーフ・クラ
　ウン），7/8冠（セブンエイス・クラウン）なども作られます。

③全部冠

　生活歯の表面が広範囲にむし歯に侵されていたり，根管処置のなされたC_3などでは，
　全部被覆冠（フルクラウン）が用いられます。また，審美性を求め，唇面のみ硬質

　レジンでカバーした硬質レジン前装冠や，セラミックスで覆ったメタルボンドクラウン，金属を一切使わずに被せるオールセラミッククラウンなどもあります。

<鋳造歯冠修復に使われる金属>

金合金，白金加金，金銀パラジウム合金，銀合金などが用いられます。

なかでも金合金，白金加金は，

①精度が良い。

②展延性に富む（良くのびる）。

③生体親和性が良く（体とのなじみがよく），金属アレルギーや体への害が極めて少ない。

④腐蝕しない。

インレーやアンレーでは，特に②良くのびる性質を利用して，歯に金をはりつけるように延ばして（バーニッシュ）封鎖を良くし，2次カリエス※を予防します。

※2次カリエス：一度修復した歯が再びむし歯に侵されたものを，2次カリエスといいます。

予防填塞

　臼歯の咬合面の小窩裂溝（噛む面のしわ）は，う蝕になりやすいところ（好発部位）の一つです。そこで，このしわをう蝕になる前に埋めてしまうのが予防填塞で，充填とは異なり，歯を削ることはありません。レジンやグラスアイオノマーを用い，良く清掃した歯面に接着させるように填塞します。主に乳臼歯や，萌出後の大・小臼歯の咬合面が対象となります。

2. 歯髄炎

1) その特徴と原因

　歯髄は，硬い象牙質によって形づくられた歯髄腔（根管と髄室）の中を充たしており，歯髄組織は一般に神経と呼ばれていますが，実際には神経だけでなく，血管や結合組織から成る軟組織です。細い根端孔から以外は全身との交通がない状態で生活している弱い組織なので，わずかな刺激（感染，外傷，機械的，化学的）に対しても抵抗力がなく，病的な反応が生じやすい構造になっています。

　この歯髄組織の反応は，ただちに炎症という形で起こってきます。歯髄炎も他の組織に起こる炎症と変わりありませんが，組織が幼若でしかも出入り口の狭く硬い部屋に入っていますので，炎症がすぐ全体に広がる傾向があり，歯髄の死を招き，さらに根端孔外に波及して歯周組織に炎症を移していく特徴があります。

　ここでは，歯髄炎を起こす刺激の中で，代表的かつ大多数を占めるむし歯の孔（う窩）からの細菌感染による，進行状態と病名の変化症状を説明します。

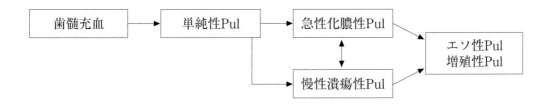

2) 歯髄炎の処置

　歯髄組織が外来刺激によって変化をきたしていく過程で，それぞれ対抗処置（対症療法）を講じる必要があります。例をあげれば，一軒の家が火事になる場合に出火した物だけで消し止めるか，一部屋燃やしてしまうか，さらに進んで家が全焼となり跡形もなくなるかは，発見の時間と出火の程度によって違ってくると思います。根管や髄室と呼ばれる歯髄腔に入っている歯髄の炎症も，前述の火災の延焼に似たものと考えてよいでしょう。

　したがって，治療にあたっては的確な診断のもとに，歯髄を生活したままで残す（歯髄保存療法）か，悪い部分だけを取り除いてあとを残すか，全部取り除いてしまう（歯髄除去療法）か等を行い，後者の除去を行った場合は，その後に別の薬剤（切断糊剤・根管充填剤）等で補う必要があります。

(1) 歯髄保存療法

a）鎮静療法

　歯髄組織が外来刺激によって異常興奮を起こしているので，早く刺激から守り，薬によって正常な健康状態にもどす方法。鎮静にはCC（フェノールカンファー）を主に使う。

b）覆罩法（略符号PCap）

　歯髄組織が興奮以上に組織的な変化も起こしている場合に，歯髄の損傷を未然に防ぎ，機能を活発にさせて早く正常な状態にもどそうとする方法。覆髄法ともいいます。

①間接歯髄覆罩法（歯髄の外側に健康象牙質が覆っている場合）

②直接歯髄覆罩法（歯髄が露出してしまった場合）

(2) 歯髄除去法

a）抜髄

　歯髄の炎症が髄腔の大部分，ないし根部歯髄にまで広がった場合，根尖の歯周組織にまで炎症が広がるのを防ぐ目的で，歯髄を除去します（これを「神経をとる」と表現します）。これには，失活抜髄法と麻酔抜髄法があります。

＜麻酔抜髄法の順序＞

1　除痛法＝浸潤または伝達麻酔

2　ラバーダム防湿

3　齲窩の開拡

4　軟化象牙質の徹底的な除去

5　天蓋の除去と髄腔の開拡（歯髄の上を覆っている象牙質を除き，

操作に充分な開拡を行う）

6　歯冠歯髄除去

7　根管口明示（根部歯髄への入り口をはっきりさせる）

8　根管口の漏斗状拡大（根管での器具をスムーズに操作するために根管口を拡げる）

9　根部歯髄除去

10　根管長測定，作業長の決定

　　ルートキャナルメーターやX線写真を参考に決める

11　根管拡大（根管壁に残る歯髄組織などを除去するために

　　リーマーやファイルなどを用いて機械的に拡大する）

12　根管洗浄（11を補うために化学的に洗浄）

13　根管の清拭及び乾燥

14　根管貼薬または根管充填（後述）

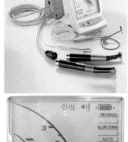

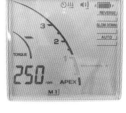

＜根管長の測定法＞

1　ルートキャナルメーター（EMR）

2　X線写真による方法

　　既知の長さの測定針を根管内に挿入してX線撮影を行い，

X線像上の測定針の伸縮を計算して，歯根の実長を知ることができます。

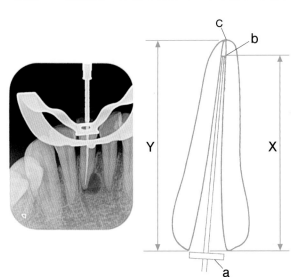

フィルム上でのリーマーの長さ＝X

フィルム上での根尖までの長さ＝Y

実際のリーマーの長さ＝X'

$$根管長\ Y' = \frac{X' \times Y}{X}$$

3 術者の感覚による方法

　リーマーまたはファイルなどが切尖孔狭窄部に達した時の指頭の触覚で位置がわかります。これら1〜3の情報を適宜組み合わせて，見えない根管の長さを知るように努力します。

b）生活歯髄切断（断髄）

　歯根の発達は，象牙質によって行われています。従って，その象牙質を発育させる歯髄を除去すると，歯根の発育も止まってしまいます。

　このため，乳歯や幼若な永久歯で，炎症部が小さい歯では，歯根部歯髄を残して発育を続行させるため，生活歯髄切断法がとられます。

〈仮封〉

根管治療の途中や，窩洞形成の後などには，歯に穴があいた状態になるので，埋めておきます。しかし，次回には容易にとれるものでなければなりません。これを仮封といいます。仮封材は，その歯が有髄歯（神経のある歯）か無髄歯（神経のない歯）か，あるいは根管充填が済んでいるかどうかなどで，種々を使いわけます。

(1) テンポラリー・ストッピング

　　ゴムのようなもので，あたためると柔らかくなり，冷えると固まります。神経のある歯では，熱しすぎると痛みがあるので，注意が必要です。

(2) ユージノールセメント（EZ）

　　粉と液を練って使います。ユージノールに鎮痛作用があるので，有髄歯に多く用います。場合によってココアバターなどを混ぜて外しやすくします。

(3) 水硬性セメント—水に濡れると固まるセメントです。

(4) 仮封用レジン——主にインレー窩洞の仮封に用い，筆積み法で盛ります。

---

1. 歯髄充血

歯髄を包んでいる象牙質には，歯髄から細い管が無数に走っており，これを象牙細管といいます。外からの刺激（温度的，機械的，化学的，細菌的）がこの象牙細管を通して歯髄に伝わると，中の毛細血管が拡張します。これを歯髄充血といいます。したがって，う窩の底部，すなわち歯髄の外側には，健康象牙質が存在します。

> **処置**
> この状態は，う蝕症2度（C_2）で，歯髄組織の破壊は見られないので，前述の歯髄保存療法により刺激を断ち鎮静することにより，治癒（回復）します。

2. 急性歯髄炎

(1) 急性単純性歯髄炎（略符号単 Pul）

歯髄充血からさらに刺激が続くと，単純性の炎症が起こってきます。まだこの状態では，歯髄組織には，細菌感染や組織破壊が起こっていません。したがって，歯髄の外側には，健康象牙質がわずかに存在するか，汚染された象牙質になってしまったかの境目といえ，病名上は C_2 となります。

> **処置**
> C_2 の状態で，う窩が歯髄に達して露髄（直接歯髄が出てしまう）しているのではないので，感染象牙質を削り取り，歯髄保存療法を行いますが，削る段階で露髄してしまうようだと，歯髄除去療法を行う必要も起こりえます。この場合は，病名も C_3Pul となります。

(2) 急性化膿性歯髄炎（略符号急化 Pul → Pul）

急性単純性歯髄炎が進み，歯髄組織が化膿してしまったもので，持続性，搏動性の激痛を訴えます。

> **処置**
> 歯髄組織内の化膿病巣の範囲によって，除痛法のもとに全部除去（抜髄）を行い，

根充後は，実質欠損（歯冠の壊れ具合）の大きさと，その歯牙の部位により歯冠修復の方法を変えて行います（Pul の処置の流れ参照）。ただし，歯髄除去療法を行う前に，髄室を開拡（歯髄のところまで孔をあける）して排膿し，消毒および鎮静剤をつけて取りあえず痛みと炎症をやわらげておく方法もよくとられます。

3. 慢性歯髄炎

（1）慢性潰瘍性歯髄炎（略符号潰 Pul → Pul）

う窩（むし歯の孔）の開放部に歯髄が露出して，潰瘍を形成したもので，通常痛みは軽いか，ほとんどありませんが，食物が圧入された時は一過性の疼痛を訴えます。一般に，急性炎症から移行したものが多く，また逆に急性炎症に移行しやすいともいえます。

処置
歯髄疾患としては時間がかかっているので，除痛法のもとに抜髄処置を行ったほうが良いが，病変が一部に限局していると診断すれば，歯髄切断を行っても良いでしょう。その後に，根充し歯冠修復に移ります（Pul の処置の流れ参照）。

（2）慢性増殖性歯髄炎（略符号増 Pul → Pul）

歯髄息肉とも呼ばれ，若年者で歯髄組織の抵抗力の強い場合に，孔の大きくあいたう窩に肉芽組織が増殖していて，食物の圧入により疼痛を訴えます。

処置
息肉を除去すれば，潰 Pul と同様に考えれば良いので，抜髄または切断も可能となり，その後は潰 Pul と同様です。

（3）壊疽性歯髄炎（略符号壊 Pul → Pul）

急性化膿性歯髄炎の末期のもので，歯髄の大部分に化膿が進み破壊され，一部生活歯髄が残っている状態で，幼年者，学童に多いものです。

処置
歯髄の大部分が感染した状態なので，全部除去（抜髄）を行い，根管壁の清掃消毒を徹底的に行い，根充を行います。その後の処理は，他の Pul と同じです。

4. 歯髄壊死（Pu エシ）

　歯髄壊死は，打撲や強い理化学的な刺激によって中の歯髄が死んでしまい，細菌感染も
まったく起こしていない状態で，特徴は感染経路となるう窩（むし歯の孔）がないことです。

> **処置**
> Pu エシは非感染状態なので，無麻酔のもとに開孔し，壊死した歯髄を全部取り除き，
> 根管清掃消毒後根充し，あとは Pul と同じ方針で歯冠修復を行います。

5. 歯髄壊疽（Pu エソ）

　歯髄壊疽（Pu エソ）は，歯髄が全部化膿し腐敗感染し，融解している状態です。
ただし，まだ根端外に病変が進んでいないもので，悪臭を発します。

> **処置**
> Pu エソは歯髄腔が全体に汚染されているので，腐敗歯髄を全部除去し，根管壁の
> 拡大による清掃消毒を行った後根充し，あとは Pul と同じ方針で歯冠修復を行い
> ます。

6. 上昇性歯髄炎（上昇性 Pul → Pul）

　この歯髄炎の特徴は大きなう窩（むし歯の孔）がないことで，歯槽膿漏の末期や，
その他歯周組織から根尖部を経て歯髄に急性化膿性炎を起こすもので，激痛とともに
Pu エソにおちいりやすいものです。

> **処置**
> 歯槽膿漏や顎炎に併発して起こるので，通常保存（抜歯しない）は難しいもので
> すが，注射抜髄を行って保存することもあります。

※処置の例外

　これらの歯髄炎が智歯（おやしらず）に発現した場合，その智歯が咬み合わせに関
係していなかったり，根管の処置が困難で治療が望めなかったりする時は，抜歯する
こともあります。

抜髄のとき使う器具

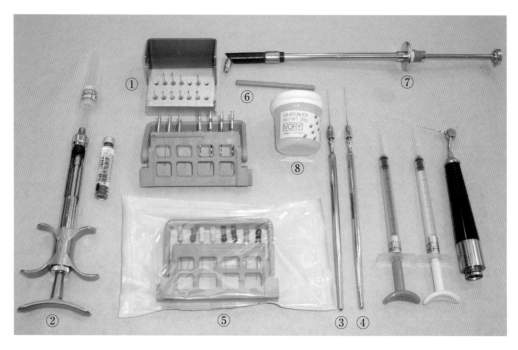

①切削器具　②麻酔注射　③クレンザー
④ブローチ

⑤リーマー，ファイル

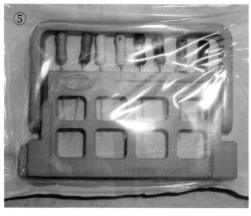

　根管清浄と拡大に用います。リーマー
は回転による拡大に用い，ファイルは
索引（かき上げ）操作により，根管壁
を滑沢にします。Ｋファイル，Ｈファ
イルなどがあります。

⑥ストッピング

　薬物の漏洩を防ぎ，感染を防止するために行います。目的により，使用材料を選びます。

⑦ストッピングキャリア　⑧水硬性セメント

ラバーダム防湿

　ラバーダム防湿とは，治療する歯をラバーの薄いシートによって孤立させる方法です。このラバーダムシートによって治療中の歯が唾液中の細菌や水分から守られ，同時に器具を誤って飲ませたり，劇薬が粘膜を傷つけたりすることを防ぎます。また，視野の確保にも役立ちます。ラバーダムを装着中は，口腔内にたまった唾液をバキュームで吸引することはできませんから，装着歯と反対側の口角から排唾管※を入れてあげます。

※排唾管－バキュームほど強力ではありませんが，継続的に，静かに吸引する能力を持っています。

①ラバーダムパンチ　②ラバーダムシート　③ヤングのフレーム
④クランプフォーセップス　⑤クランプ　⑥デンタルフロス　⑦ラバーウエッジ

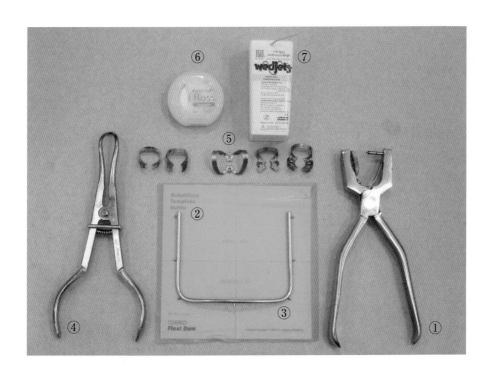

3. 歯根膜炎（歯周組織炎）

1）その特徴と原因

　歯周組織（歯牙支持組織）とは，歯肉，セメント質，歯根膜，歯槽骨から構成され，お互いに結びついて歯を支えている大切な組織ですが，この場合歯頸部（辺縁）性と根端（根尖）性との2つに分け，辺縁性の慢性型として歯槽膿漏症の病名をつけて区別し，一般的に歯根膜炎（Per）というと，後者の根尖性のものに限って言います。

　この根尖性の歯根膜炎は，前述のむし歯（Caries）からの感染経路をたどり，C → Pul → Per と歯を通り越して，歯根の先の部分にまで病変が進んだことを示すむし歯の末路とでも言える状態です。

> **その処置**
> 硬組織と歯周組織の両方にまたがる病気なので，歯内療法としての根管治療と，歯根膜の炎症に対する処置とを同時に行わなければなりません。炎症がひどければ消炎剤や抗生物質の投薬が必要となり，さらに歯槽部に膿汁がたまれば切開排膿を行い，炎症がおさまっても病変が良くならなければ，最後はその歯を抜歯しなければ治癒させることができない場合もあります。

(1) 急性単純性歯根膜炎（急単 Per → Per）

　強い咀嚼力や，治療に際して薬物や器具の刺激を根尖部組織に与えて，非感染性の炎症を起こした状態で，臨床的には患歯の挙上感（歯が浮く）や弛緩動揺があり，咀嚼する時，疼痛を感じる状態をいいます。

> **処置**
> これらの処置にあたっては，諸検査診断により原因を究明し，その原因を取り除くことと，患歯の安静を保てるようにすることによって治癒します。さらに消炎剤などの投薬により早期の治癒が期待できます。

(2) 急性化膿性歯根膜炎（急化 Per → Per）

　根尖部の周囲組織が炎症を起こし感染し，急性化膿性炎症を呈してきたもので，歯の挙上感，弛緩動揺が著しく持続的に博動性の激痛を訴え，咀嚼不能となります。患部の歯槽歯肉部は発赤し，広い範囲に腫脹（はれ），病巣が拡大されてきます。

処置

閉鎖されたう窩や充填物や冠などを除去し根管孔を開放して，根尖部の炎症性の産物（腐敗ガスや渉出液，膿汁）を外部に排出させ，根尖周囲の内圧を下げ，後日腫瘍を形成してくれば切開排膿をします。初期より消炎剤抗生物質の注射または投薬を行います。

(3) 慢性化膿性歯根膜炎（慢化 Per → Per）

　急化Perの慢性化したもので，根尖部歯周組織の抵抗力や刺激の性質やその量によって，

①根尖部周囲が膿瘍状になったもの

②根尖部周囲が肉芽状に組織が増生したもの

③根尖部周囲がのう胞状に組織が器質化したもの

　などのタイプに分けられますが，いずれにしても患歯の根尖部周囲に軽度の腫脹があり，膿汁の排出口（瘻孔，フェステル）などを形成し，疼痛は少ないのが特徴と言えます。

処置

X線診断などにより病変の大きさが小さければ，根管拡大，根管治療により消炎殺菌を行い歯の保存が可能となりますが，根尖周囲組織の病巣の範囲が大きく，歯槽膿瘍，歯根のう胞（WZ），歯根肉芽腫などを形成していく場合には，歯根端切除術や抜歯に移行することがあります。その間の投薬は有効とされています。

リーマーとファイル

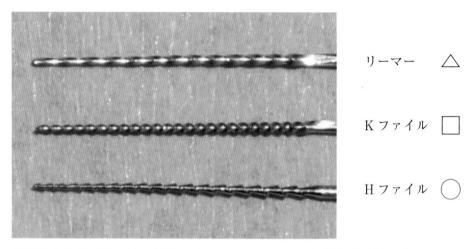

リーマー　△

Ｋファイル　□

Ｈファイル　○

根管拡大を行う際には，手用のリーマーやファイルを最も多く用います。

リーマーとファイル

　リーマーはキリのように，両方向の回転運動で，根管を拡大します。Ｈファイルは上下運動で，根管をヤスリのように削りとる役目をします。Ｋファイルは回転と上下のどちらも使えるかわりに，効率はやや落ちます。

　これらの器具は，太さや長さが規格化され，太さについては，色で分けています。（国際規格）

8：灰色		
10：紫色		
15：白	45：白	90：白
20：黄	50：黄	100：黄
25：赤	55：赤	110：赤
30：青	60：青	120：青
35：緑	70：緑	130：緑
40：黒	80：黒	140：黒

　リーマー，ファイルは根管拡大を行う時，細い方から順に次々に使うものなので，常に順番（太さ），長さ，種類（リーマー，Ｋファイル，Ｈファイル）によって整然と並べ

られているようにします。リーマーやファイルは折れやすく，また根管内に折れた破片が残ると非常に取り出しにくくなります。従って，術者ばかりでなく，アシスタントも常に注意を払い，傷ついたり，ねじれが伸びたものは，直ちに交換しなければなりません。

感染根管治療

　歯根膜炎（Per）は，根管を感染経路とし，根尖までいわば汚れた状態となっています。したがって，このような歯を治療するためには，まず感染した根管をきれいにしなければなりません。これを感染根管治療といい，次のような手順で行われます。
①冠や充填物が入っている場合は，これを外し，根管口をはっきりさせます。
②根管の内容物（コアや根充剤，腐敗物など）を除去します。根尖に膿がたまっている時は，根管を通して排膿させるか，切開によって急性炎症をおさえます。
③根管を拡大します。
　根管拡大とは，感染した根管の内壁を器械的に削りとるのを目的とした処置です。手用リーマーやファイルを主に使いますが，超音波振動を利用したファイリングも用いられ，また補助的に薬品を使った化学的な拡大も行われます。もちろん，この際には，抜髄と同じように根管長を知っていなければなりません。
④根管形成を行います。
　これは，根管充填に備え，根管をそれに適した形にすることで，感染根管治療の仕上げにあたります。
⑤根管充填・・・・※次ページ参照
　これらの処置は，無菌下で行われることが必要なので，ラバーダム防湿（それがのぞめない時には簡易防湿）のもとで行います。

　感染根管治療は，急性症状や排膿，腐敗臭の有無などによって，すぐに根管充填まで行う場合と，数回消毒・貼薬を繰り返す場合があります。

3. 歯根膜炎（歯周組織炎）

根管充境

1　根管充填とは

　　根管充填とは，抜髄や感染根管治療によって，空になった根管を密閉することです。根管の処置が不完全だと，たとえどんなにきれいな冠を被せても，その歯はいずれ歯根膜炎を起こしだめになってしまいます。言ってみれば，軟弱な地盤に家を建てるようなもので，土台からおかしくなるわけです。

2　目的

　　悪い部分を全て取り除いてきれいにした（根管形成の完了した）根管の空洞を，変質しない材料で密閉することによって，細菌の存在する余地をなくし治癒へ向かわせることが，根管充填の目的です。ただし

　ａ．乳歯では，生えかわりが近づくと，根が吸収されてくるので，永久歯の障害にならないよう，不変性の材料は使いません。

　ｂ．幼若永久歯では，まだこれから根を完成させる必要があるので，薬理効果のある根充剤を使います。

3　根管充填の時期

　　急性症状がなく，根管形成が完了していれば，根管充填の時期と言えます。

4　根管充填の方法（無菌，滅菌下で行う）

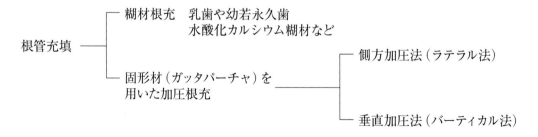

5　根充の実際

　　ここでは，一般的なラテラル法とオピアン法による垂直圧根充の手順を示します。

第3章　歯科における主な病気

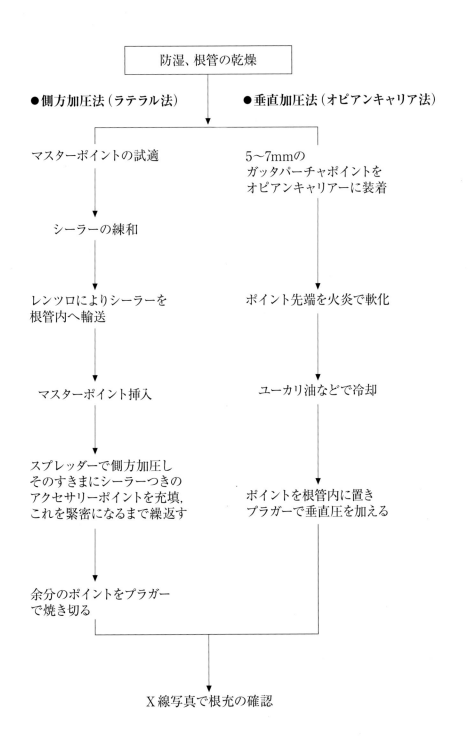

防湿、根管の乾燥

●側方加圧法（ラテラル法）　　　　　●垂直加圧法（オピアンキャリア法）

側方加圧法（ラテラル法）	垂直加圧法（オピアンキャリア法）
マスターポイントの試適	5〜7mmのガッタパーチャポイントをオピアンキャリアーに装着
シーラーの練和	
レンツロによりシーラーを根管内へ輸送	ポイント先端を火炎で軟化
マスターポイント挿入	ユーカリ油などで冷却
スプレッダーで側方加圧しそのすきまにシーラーつきのアクセサリーポイントを充填,これを緊密になるまで繰返す	ポイントを根管内に置きプラガーで垂直圧を加える
余分のポイントをプラガーで焼き切る	

X線写真で根充の確認

3. 歯根膜炎（歯周組織炎）

歯髄炎及び歯根膜炎の最終処置

歯髄炎も，歯根膜炎も根管充填（時に歯髄切断）をして根管の処置を終えますが，これだけではまだ「噛む」という機能は回復していません。そこで，この後，失った歯質の大きさや，個々の歯の役割に応じて，いろいろな修復方法が選ばれます。

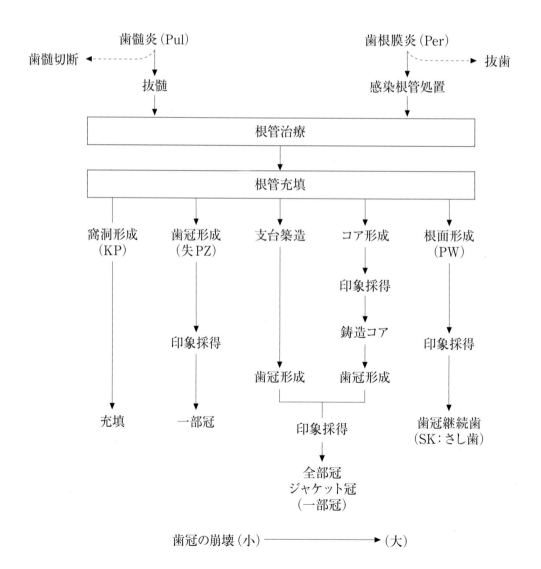

側方加圧根管充填用の器具

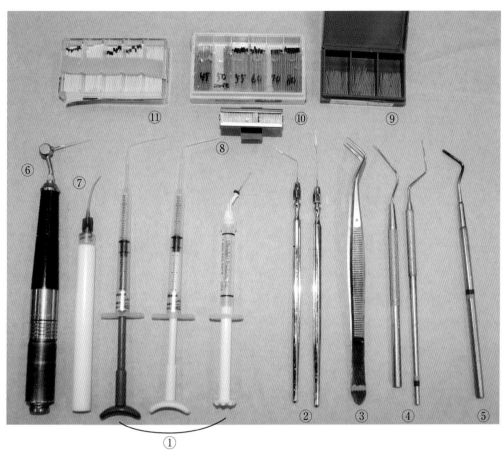

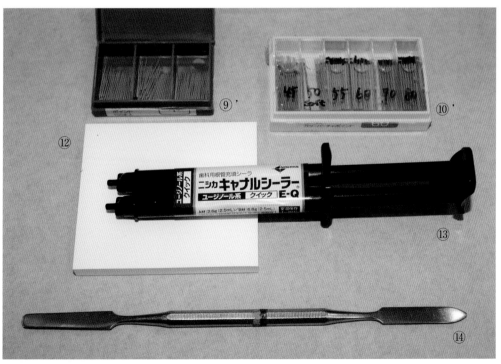

3. 歯根膜炎（歯周組織炎）

①ルートキャナルシリンジ

次亜塩素酸ナトリウム（ネオクリーナー：NC）や過酸化水素（H_2O_2, ピロゾン），
EDTA を入れ，交互に根管内に注入して，その発泡作用で洗浄します。

②ブローチ

綿栓を巻いて，根管内の乾燥をします。ペーパーポイントを用いることもあります。

③根充用ピンセット

ストッパーがついており，ポイントを確実にはさめるように溝が切ってあります。

④プラガー

余分なポイントを熱して焼き切り，形を整えるために用います。

⑤スプレッダー

ポイントの隙間にさしこみ，水平にゆさぶって加圧し，次のアクセサリーポイントを
いれるための空間を確保します。火にあぶることは絶対に禁物です。

⑥超音波ファイル

拡大のみならず，根管の洗浄に大きな力を発揮します。

⑦根管バキューム

⑧ゲージ

⑨アクセサリーポイント

⑨'アクセサリーポイント拡大図

⑩マスター（メイン）ポイント   ガッタパーチャポイント

⑩'マスター（メイン）ポイント拡大図

⑪ペーパーポイント

⑫紙練板

⑬シーラー

⑭セメントスパチュラ

支台築造

　根管処置を行うような歯は多くの場合，大きく崩壊しているので，冠をかぶせる前
に，土台でなくなった部分を補ってやらねばなりません。この土台をコア（アバット
メント）と呼びます。

①鋳造コア（メタルコア）

鋳造コアは型を取って模型を作り，インレーなどと同じようにロウの原型を金属にお
きかえ，セメントで合着します。

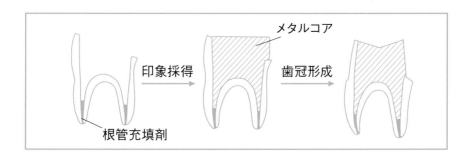

②築造コア

築造コアは比較的崩壊の少ない歯に用いられる物で，必要に応じてピンで補強します。
前歯部などで審美性を要求されたり，しなやかな土台にするために，近年ではスク
リューピンの代わりにグラスファイバーを使う事もあります。

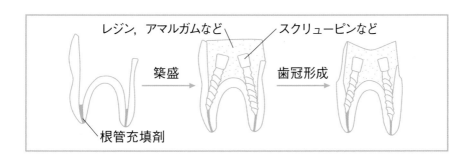

4. 歯冠修復

メタルインレー

メタルインレーとは？

　主に奥歯の詰め物として使用される銀色の金属のインレーで，多くの場合「金銀パラジウム合金」という金属が使用されます。

　金銀パラジウム合金を使ったインレーは一応保険適応なのですが，歯科医院によっては保険外で治療を行なっている場合もあります。

　また，「ニッケルクロム合金」という金属も保険適応の金属なのですが，金銀パラジウム合金よりも物性が悪く，金属アレルギーの原因にもなりやすいためあまり使用されていません。

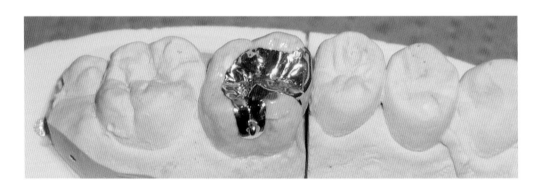

メタルインレーのメリット

● 金属なので強度が強く強い力のかかる部位にでも使用できる。
● 保険適用の場合は安価。

メタルインレーのデメリット

● 金属なので見た目が良くない。
● 時間が経つと金属が錆びて溶け出し，歯や歯ぐきの変色，金属アレルギーなどを引き起こす可能性が高い（錆びにくい金属である貴金属は，保険では使えません）。

メタルクラウン

メタルクラウンとは？

　冠全体が金属で出来ている，いわゆる「銀歯」です。

　保険では「金銀パラジウム合金」と「ニッケルクロム合金」の2種類が，クラウンに使用できる保険適応の金属として指定されています。

　保険でクラウン（差し歯）を作る場合には，基本的に前から4番目以降の歯はすべてこの金属冠（銀歯）になります。

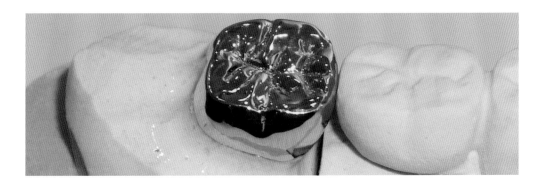

メタルクラウンのメリット

● 金属なので強度が強く，強い力がかかる部位にでも使用できる。

● 保険適応なので安価。

メタルクラウンのデメリット

● 金属なので見た目が良くない。

● 時間が経つと金属が錆びて溶け出し，歯や歯ぐきの変色，金属アレルギーなどを引き起こす可能性がある。

硬質レジンジャケットクラウン

硬質レジンジャケットクラウンとは？

　硬質レジンジャケットクラウンとは，全体がレジン（歯科用プラスチック）で作られている保険のクラウン（差し歯）です。

　噛み合わせが強い部位に使用するとレジンが磨り減ってしまうため，基本的に噛み合わせが弱い部位に用いられます。

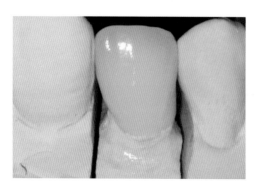 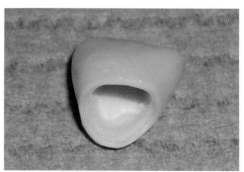

硬質レジンジャケットクラウンのメリット

● 保険適応なので安い。

● 色が白いので，そこそこ見た目が良い。

硬質レジンジャケットクラウンのデメリット

● 噛み合わせが強い部位には向かない。

● 経年的にレジン（プラスチック）が変色して黄色くなってくる。

● 適応となるのは前から5番目の歯（第二小臼歯）まで。

　（保険治療の場合，6番目以降の差し歯は銀歯になります）

硬質レジン前装冠

硬質レジン前装冠とは？

　硬質レジン前装冠とは，中が金属，表面がレジン（歯科用プラスチック）で作られている保険のクラウン（差し歯）です。見た目がそこそこ良く，噛み合わせが強い場合でも使用することができるため，保険で前歯の差し歯を作る際には，ほとんどのケースでこの硬質レジン前装冠が使用されます。

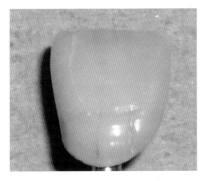 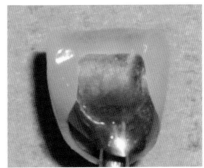

硬質レジン前装冠のメリット

●保険適応なので安い。

●色が白いので，そこそこ見た目が良い。

●強い噛み合わせにも耐えることができる。

硬質レジン前装冠のデメリット

●経年的にレジン（プラスチック）が変色して黄色くなってくる。

●まれに，金属アレルギーの原因となることがある。

●適応となるのは前から3番目の歯（犬歯）まで。

　（保険治療の場合，奥歯の差し歯は基本的に銀歯になります）

メタルボンド

メタルボンドとは？

　メタルボンドとは,中は金属,表面はセラミック（陶器）で作られた差し歯（クラウン）です。見た目がよく，強度もあるので，保険外の差し歯を作る際に非常によく用いられています。

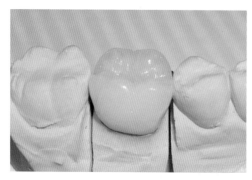 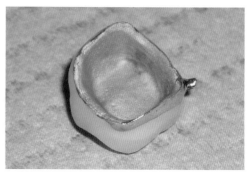

メタルボンドのメリット

- 見た目（審美性）の良い差し歯（クラウン）ができる可能性が高い。
- 噛み合わせの強い部位にでも使用できる。
　（ただし，ケースによってはメタルボンドでも割れることはあります）
- セラミック（陶器）なので，ほとんど変色しない。
- 汚れや歯垢（プラーク）が付きにくい。

メタルボンドのデメリット

- 保険外なので値段が高い。
- 歯茎が下がると，歯と差し歯の境目が黒く見えてしまうことがある。
- まれに，金属アレルギーの原因となることがある。
- 絶対に見た目や持ちの良いものができるとは限らない。
　（歯科医師や歯科技工士の腕・知識，患者さん自身のメンテナンスなどが大きく影響）

オールセラミッククラウン

オールセラミッククラウンとは？

　オールセラミッククラウンとは，差し歯（クラウン）全体がセラミック（陶器）で作られたものです。セラミックなので変色せず，見た目も良いものができる可能性が高いですが，割れやすいので噛み合わせが強い部位には使用することができません。

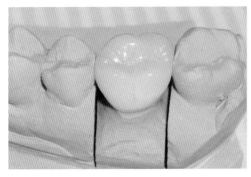 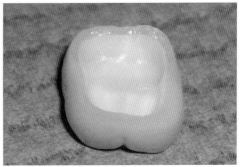

オールセラミッククラウンのメリット

● 見た目（審美性）の良い差し歯（クラウン）ができる可能性が高い。

● セラミック（陶器）なので，ほとんど変色しない。

● 金属を一切使わないので金属アレルギーの心配がない。

● 汚れや歯垢（プラーク）が付きにくい。

オールセラミッククラウンのデメリット

● 割れやすいので，噛み合わせが強く当たる部分には使用できない。

● 保険外なので値段が高い。

● 歯茎が下がると，歯と差し歯の境目が黒く見えてしまうことがある。

● 絶対に見た目や持ちの良いものができるとは限らない。

　（歯科医師や歯科技工士の腕・知識，患者さん自身のメンテナンスなどが大きく影響）

第3章　歯科における主な病気

5. 抜歯処置の実際

抜　歯

　むし歯が進み，治療を行っても治る見込みがない場合，その歯を抜去します。この場合，他の処置とは異なり，より多くのことに注意が必要です。これは患者さんの現在の状態を十分につかんでいるということです。

抜歯をひかえる場合

1　心疾患などがあり，内科医から注意を受けている人など。

2　重い糖尿病などで，抜歯後の感染が予想される人。

3　妊娠している人。

A　抜歯時の準備

1　患者さんの状態の確認

　前述の他にも，朝食を食べずに来た人，急いで走ってきて呼吸が乱れている人など，普通なら平気な人でも抜歯をみあわせた方がいい時もあります。

2　抜歯する歯の状態の確認

　抜歯は外から直接見ることのできない部分である歯根を，その歯槽骨から抜きとるわけですから，歯根の形，数，周りの歯槽骨の状態をある程度知る必要があります。したがって，以前に撮ったX線フィルムがあれば用意し，必要があれば直前にX線撮影を行います。

3　抜歯器材及び必要な薬剤の準備

前もって準備しておくもの

●麻酔用具　●ヘーベル　●抜歯鉗子　●掻爬用鋭匙

その他必要に応じて

●破骨鉗子　●縫合用具（持針器，針，糸，ハサミ）

●外科用ピンセット，外科バサミ，メス，TC コーンなど

　さて，準備ができれば麻酔を行いますが，患者さんは抜歯に対して，一般に必要以上の恐怖感を抱き，精神的に不安定な場合が多いので，落ちつくように話しかけてあげるようにします。

B　麻酔

　注射による局所麻酔を行います。下顎臼歯部の場合，浸潤麻酔だけでは不十分な時は，伝達麻酔を加えます。

C　抜歯

　麻酔されたことを確認して，抜歯を始めます。時間のかからなない場合はよいのですが，時間が長くかかる場合には，口の中ばかりに夢中になって覗き込んでいて，患者さんの心理状態を無視しがちになります。こういうときは，時々うがいをさせるようにして，患者さんを少し休ませてあげるようにします。

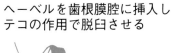
ヘーベルを歯根膜腔に挿入し
テコの作用で脱臼させる

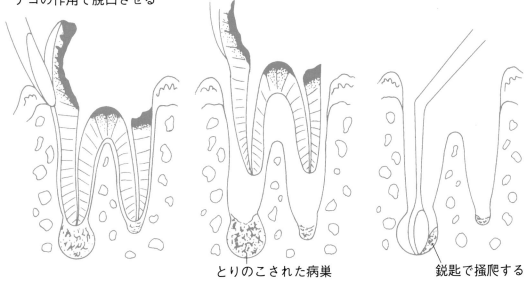
とりのこされた病巣　　　　　　　鋭匙で掻爬する

D 掻爬

抜歯が終了したら，あとに残った不良な組織を，鋭匙を用いて掻爬します。また，不良な歯槽骨がある場合には，破骨鉗子を使って除去します。終了後，抜歯窩にTCコーンを入れます。

E 縫合

これは必ず行うものではなく，抜歯した孔（抜歯窩）が大きく，そのままでは治りにくいような場合などに行うものです。

F 止血

主に綿，ガーゼなどで傷口をおさえ，患者さんにかんでもらいます。その大きさにより違いますが，だいたい10〜15分程度かんだままでいるように指示します。

抜歯時の診療補助

① 必要と思われる器具はすべてあらかじめ用意しておきます。抜歯時の患者さんは非常に緊張しているので，無用に動き廻って心配させないためです。また，足りない器具がある時は速やかに用意します。

② 手指は消毒しておき，器具にはむやみに触れないようにします。バキュームやライトに触れた手では，器具にさわってはいけません。

③ 注射針やメスなどはもちろん，器具はなるべく患者さんの目に触れない場所に用意します。

④ 縫合を行う時は，何針行うかを確認し，常に持針器に縫合針と縫合糸をつけて使えるようにしておきます。

⑤ 抜糸は外科手術であることを常に肝に銘じておきましょう。

G　投薬

　これも必要に応じて行いますが，薬を出す場合には，必ずその指示を守るように話します。

H　洗浄

　次回来院時を決め，その時に傷口の治り具合など確認しながら，消毒薬などで洗浄しますが，傷口だけでなく，隣接歯など，歯をみがけないために不潔になっていることが多いので，その周りの歯も清潔にしてあげることも必要です。

　抜歯後，歯を入れる（義歯，ブリッジなど）必要がある場合は，通常，3週間から1ヶ月（傷口が治るまで）以上かかります。

抜歯後の注意（患者さんへの説明）

① 本日は入浴，飲酒・タバコ，過激な運動は避けて下さい。

② 傷口を指や舌などでさわらないで下さい。

③ 必要以上にうがいをしないで下さい。出血が止まらなくなります。

　＊血がどうしても止まらない場合は，清潔な大きめのガーゼなどを傷口に当て，10～15分間強くかんで下さい。

④ 1～2時間程度は麻酔が効いてくちびるや舌がしびれています。

　＊あついものを飲んでやけどをしたり，くちびるや口の中を噛んだりしないように注意して下さい。

⑤ 麻酔がきれてきて痛みが出そうになったら，痛み止めを飲んで下さい。

　（服用してから効きはじめるまでに30分程要します。）

　＊用法，用量をお確かめ下さい。たくさん飲んだからといって効くものではありません。

⑥ 食事の際は患部を刺激しないように注意して下さい。

　＊刺激が強い食べ物や飲み物も控えて下さい。

⑦ 抗生物質などを処方されたら，指示通り服用して下さい。

⑧ 氷，湿布などで急激に冷すと腫れてしこりが残る原因となります。

　ぬれタオル程度で冷して下さい。

第3章　歯科における主な病気

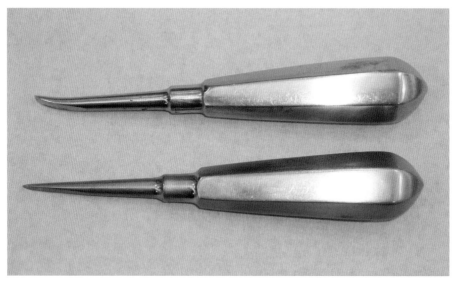

ヘーベル（エレベーター）曲と直

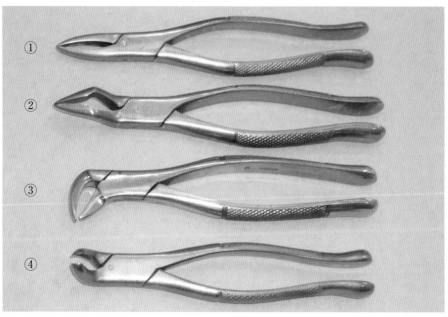

抜歯鉗子　①上顎前歯　②上顎臼歯　③下顎前歯　④下顎臼歯

第3章　歯科における主な病気

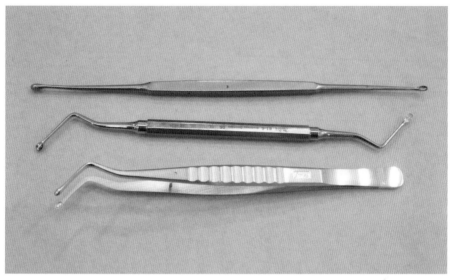

鋭匙と鋭匙ピンセット

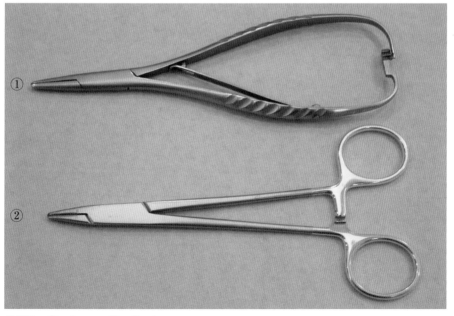

持針器　①マチュー　②ヘガール

第3章　歯科における主な病気

5. 抜歯処置の実際

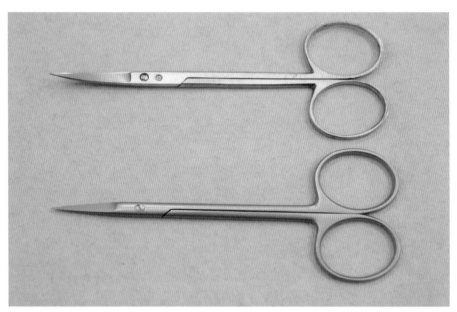

歯肉剪刀（歯肉バサミ）曲と直

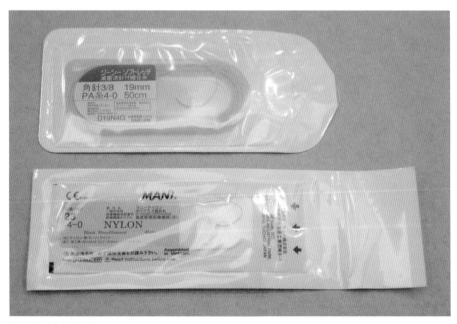

縫合糸（糸付き針）

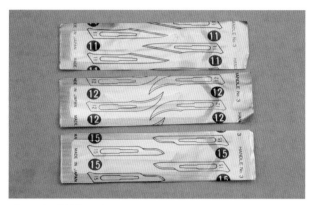

プレード（替刃メス）

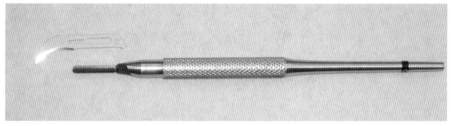

メスホルダー

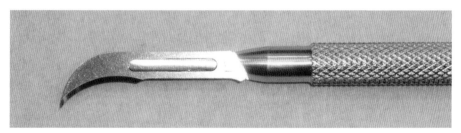

メスホルダー（拡大）

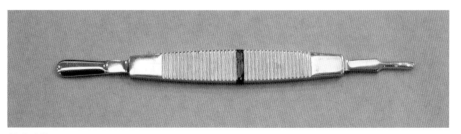

骨膜剥離子

Ⅲ　歯周疾患（歯周病）

　慢性化膿性辺縁性歯周炎と病理学的に呼ばれる疾病で，歯肉の慢性炎症をいいます。歯肉炎に始まり，環状靭帯，歯根膜，歯槽骨などが破壊されて盲のう（ポケット）をつくり，そこからの出血，排膿や，歯槽骨の吸収による歯の動揺や移動をともなう，進行性の慢性化膿性疾患です。

　臨床的には，歯槽骨の吸収状況によって4段階の進行度分類がなされ，健保においてもこのP₁〜P₄の分類をとり入れています。

P_1（第1度）‥歯槽骨頂が歯根の長さの1/3程度吸収消失したもの

P_2（第2度）‥歯槽骨頂が歯根の長さの1/2程度吸収消失したもの

P_3（第3度）‥歯槽骨頂が歯根の長さの2/3程度吸収消失したもの

P_4（第4度）‥歯槽骨頂が歯根の長さの2/3以上吸収し病的破壊がみられるもの

　さらに発生原因別に炎症型，負担過重型，骨萎縮型，混合型の4種類に分類され，それぞれの原因に対応した療法が考えられています。

その他の症状

上記の歯槽骨の吸収状況のほかに，

ⅰ）盲のうからの排膿・出血

ⅱ）歯牙の動揺

ⅲ）盲のうの深さ

ⅳ）隣接する歯牙の接触状態

など，さまざまな角度から病態を観察し，適確な診断を下さなければなりません。

1．歯周疾患の処置

　歯牙が歯槽骨中に植立している限り，う蝕があろうと健全であろうと，歯冠修復が
なされていても，どのような形であっても歯周疾患の可能性があることに変わりはあ
りません。つまり，歯の生えたばかりの乳児の時から，無歯顎（全部歯のない状態）
になるまで，その危険にさらされているわけです。したがって，その処置は千差万別，
その人により違ってくるわけです。

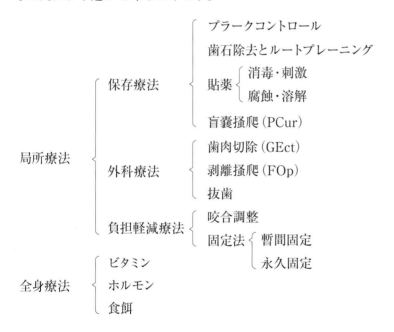

〈プラークコントロール〉
　プラークは歯周疾患の最も重要な原因で，プラークを除去しない限り，歯周疾患の治
癒はあり得ません。プラークコントロールとは，プラークの蓄積を防ぐことを言います。
　主として使われるのは，歯ブラシによるブラッシングですが，歯の隣接面など，歯
ブラシだけでは磨けない部分のためには，歯間ブラシやデンタルフロスなどの補助清
掃用具を用います。
　プラークコントロールは歯科医院で行うものではなく，患者さん本人の理解と協力
のもとに，毎日自分が行うものです。従って，患者さんにプラークコントロールの

1. 歯周疾患の処置

重要さを充分認識してもらい（これを動機づけ：モチベーションと言います），個人に合った正しい方法を指導するのが我々の役割となります。

　もちろん，プラークコントロールは，歯周疾患の治療の第一歩であると同時に，予防の基本であることは言うまでもありません。

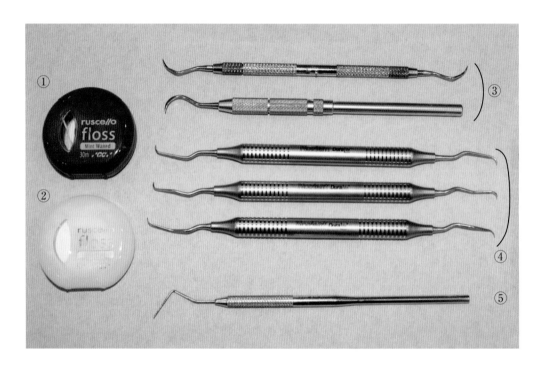

①フロス（ワックス）
②フロス（アンワックス）
③鎌型スケーラー（シックル）
④スケーラー（キュレット）
⑤ペリオプローブ（盲のう測定器）

第3章　歯科における主な病気

歯周疾患の所見

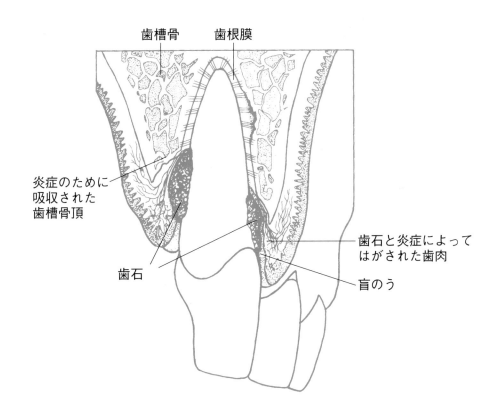

歯槽骨

歯根膜

炎症のために
吸収された
歯槽骨頂

歯石

歯石と炎症によって
はがされた歯肉

盲のう

第3章　歯科における主な病気

2. 歯周処置の目的

　前述のとおり，歯周処置には，簡単な貼薬からGEct，FOPという外科療法など多種にわたりその治療法がありますが，それらはすべて一つの目的，すなわち病的な歯肉溝，盲のうの除去（消失）のためにあるわけです。

　これは，盲のうの存在がすなわち歯周疾患の存在という意味です。

3. 歯周疾患の所見

　歯頸部付近，歯肉溝内の汚れ（歯垢・プラーク）から歯石が付着し，上皮付着部が破壊されて盲のうが形成されています。その内側にさらに歯石が重なって付着し，周囲の歯肉も炎症を起こしています。

上皮付着部：歯肉が歯（歯頸部）に付着している部分のことで，歯肉の最上縁が歯に付着しているのではなく，それよりやや下がった部分が歯に付着しています。

歯　肉　溝：歯の周囲をとりまく歯肉は，最上縁が歯に付着しているのではないため，歯と歯肉との間に歯頸部を取り囲んで上皮付着部を底とする溝がある。この溝のことをいいます（1〜2mm）。

盲　の　う：歯肉溝が歯肉の増殖や上皮付着部の破壊などにより，病的に深くなったものをいいます。

歯　　　石：歯頸部付近から盲のう内の歯根壁に付着するもので，歯の汚れ，いわゆる"歯くそ"などが主に唾液中のカルシウム分を吸収して硬くなったもの。う蝕および歯周組織疾患（歯槽膿漏）の原因となります。

盲のう掻爬（Pcur）
そうは

歯周処置（手術）の概略図

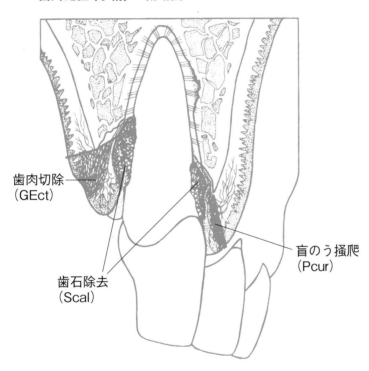

歯肉切除
（GEct）

歯石除去
（Scal）

盲のう掻爬
（Pcur）

4. 盲のう掻爬の処置法

(1) 術前除石

　　外から見える部分の歯石（縁上歯石）を，簡単にスケーラーを用いてあらかじ
め除去しておくと，あとで楽です。

(2) 麻酔

　　盲のう内壁の上皮（内縁上皮）を除去するため，麻酔をほどこし，疼痛をやわ
らげます。

(3) 盲のう内掻爬と除石

　　見えない部分の歯石（縁下歯石）の除去と，炎症のある内縁上皮の掻爬を行い
ます。この時，盲のう清掃剤などを用いると，より十分に取ることができます。

(4) 歯面の研磨

　　次に，ラバーカップと研磨材を用いて露出した根面を滑らかにし，再び歯石の
沈着が起こらぬように研磨します。

(5) 洗浄，貼薬

　　最後に，シリングなどを用いて盲のう内を洗浄し，歯石など汚れた物を流し出
し，同時に消毒薬などを貼薬します。キレイになっている事を確認し，終ります。

Ⅳ 欠損

　本来そこにあるべき歯がなく，歯列に空隙のある状態を欠損といいます（智歯は除きます）。この欠損を放置するとどうなるでしょう。

(1) ものがうまく噛めません。

(2) 前後の歯が寄ってきたり（傾斜），向かい合わせの歯が伸びてきたり（挺出）して，歯周病の原因となります。

(3) 噛み合わせのバランスが狂って，顎関節症を引き起こすこともあります。

この欠損を補うために次のような方法がとられます。

1. 架工義歯（いわゆるブリッジ）

2. 有床義歯（いわゆる入れ歯）

3. インプラント

　さて，欠損を補綴するためには，まずどのような方法をとるかを決めなければなりません。

（処置方針の決定）

　その参考にするためにX線写真を撮り，研究用模型（スタディモデル，模^{まるも}）を作ります。

　実際の口腔内の状態に，これらの情報を加味し，患者さんの希望などを取り入れ，診療方針が決定します。その方針に従って，残っている歯や粘膜をまず処置し，いよいよ欠損補綴にとりかかることになります。

1. 架工義歯（ブリッジ）

歯のない部分を人工的に作り，支台歯と連結したものです。

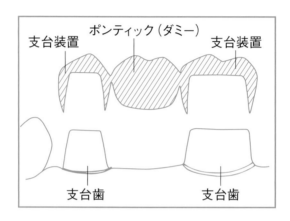

ブリッジは，上図のように両側の支台を橋のように連結固定するものが最も多くみられますが，欠損が歯列の中に点在する時などは，全顎に及ぶこともありますし，最後方歯が欠損している時には，延長ブリッジと呼ばれるものも作られます。また，強固に固定せず，歯の生理的な動揺を阻害しないよう，連結部を完全に固定しない可動性固定架工義歯が用いられることもあります。

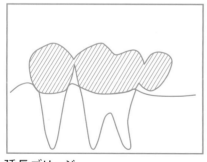

延長ブリッジ

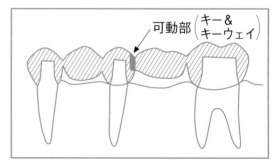

可動性固定ブリッジの例（キー＆キーウェイ）

（製作法）

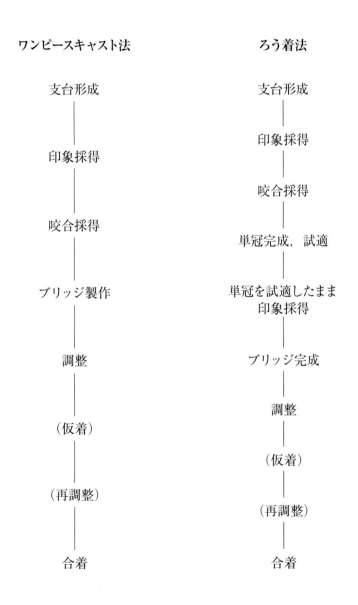

ワンピースキャスト法

支台形成
印象採得
咬合採得
ブリッジ製作
調整
（仮着）
（再調整）
合着

ろう着法

支台形成
印象採得
咬合採得
単冠完成，試適
単冠を試適したまま
印象採得
ブリッジ完成
調整
（仮着）
（再調整）
合着

第3章　歯科における主な病気

2. 有床義歯

いわゆる入れ歯のことで，総義歯と局部義歯とに分けられます。

○総義歯（全部床義歯）

歯が一本も残っていない場合に入れる義歯ですが，支えるものがないので，義歯床が吸盤のような役割をして，顎に吸着し義歯を維持します。

○局部義歯（部分床義歯）

歯が残っている場合の義歯で，一本の欠損から一本の残存まで，いろいろなケースが考えられます。局部義歯では，義歯床の維持（がたつかせず，本来おさまるべき場所におく）のため，維持装置を残っている歯にかけます。

これは，一般に「バネ」と呼ばれているクラスプ（鉤）の他，種々のアタッチメントや，補助装置としてフック，スパーなどが使われます。

また，機械的な接触ではなく，強力な磁石を残った歯と入れ歯の内側に付け，磁力で維持する方法もあります。

上顎有床義歯
７６５｜５６欠損（1床5歯）

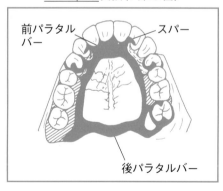

下顎有床義歯
７６５｜５６７欠損（1床6歯）

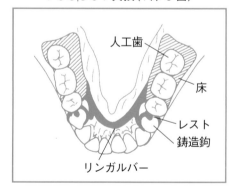

〈製作手順〉

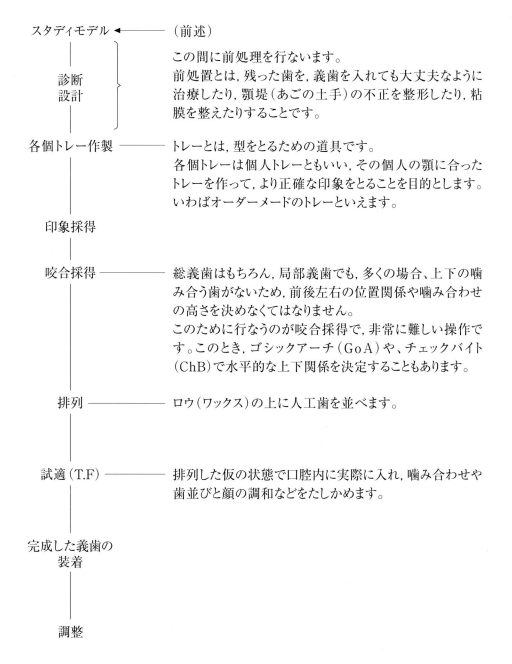

スタディモデル ◀────── （前述）

診断
設計

この間に前処理を行ないます。
前処置とは，残った歯を，義歯を入れても大丈夫なように
治療したり，顎堤（あごの土手）の不正を整形したり，粘
膜を整えたりすることです。

各個トレー作製 ─────

トレーとは，型をとるための道具です。
各個トレーは個人トレーともいい，その個人の顎に合った
トレーを作って，より正確な印象をとることを目的とします。
いわばオーダーメードのトレーといえます。

印象採得

咬合採得 ─────

総義歯はもちろん，局部義歯でも，多くの場合、上下の噛
み合う歯がないため，前後左右の位置関係や噛み合わせ
の高さを決めなくてはなりません。
このために行なうのが咬合採得で，非常に難しい操作で
す。このとき，ゴシックアーチ（GoA）や、チェックバイト
（ChB）で水平的な上下関係を決定することもあります。

排列 ─────

ロウ（ワックス）の上に人工歯を並べます。

試適（T.F）─────

排列した仮の状態で口腔内に実際に入れ，噛み合わせや
歯並びと顔の調和などをたしかめます。

完成した義歯の
装着

調整

2. 有床義歯

　金属床義歯

　義歯の骨組にあたる部分を金属（コバルトクロム合金，チタン，時に金や白金加金）
で作った義歯で，次のような特徴があります。
①強度に優れる。
②そのため，薄くすることができ，使い心地が良い。
③食べ物の温度が伝わりやすい。
④製作するときの歪みが起きにくい。
⑤修理はしづらい。
⑥稀に金属アレルギーを起こす。
⑦高価であり，手間もかかる。

3. インプラント

デンタル・インプラント

（例）インプラント

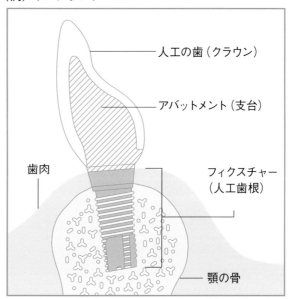

人工の歯（クラウン）

アバットメント（支台）

歯肉

フィクスチャー
（人工歯根）

顎の骨

　デンタル・インプラントは歯を失った部位に人工の歯根を手術で植え込んで，天然歯の代わりに支えとして利用する治療法です。

　現在の歯科治療において，インプラント治療が重要な選択肢の一つである事は言うまでもありません。しかし，インプラントありきの治療計画を立てるのではなく，「この患者さんにインプラントが本当に必要なのかどうか？」を考える事が大切です。

インプラントの構造

1）フィクスチャー（人工歯根）
　顎の骨に手術で植え込む部分
2）アバットメント（支台）
　フィクスチャーとクラウンを連結する部分
3）補綴物（クラウン）
　人工の歯の部分（義歯の支えになる事もあります）

3. インプラント

インプラント治療の流れ

1) 術前診査

　　患者さんの全身状態，口腔状態を検査し，インプラントの治療計画を立てます。歯科用 CT で骨の状態を把握する事が望ましい。

　　診査の結果，インプラント治療に適さないと判断される場合もあります。

2) 術前清掃（クリーニング）

　　術前の口腔衛生状態が術後感染のリスクを下げるので，プロフェッショナルクリーニングにて可能な限り菌数削減を心がけます。

3) 一次手術

　　フィクスチャーの埋入手術を行います。

　　この際，無菌的操作が重要となります。

4) 固定期間

　　通常，3～6カ月程度の固定期間が必要です（骨質などにより個人差があります）。その間の衛生管理にも気をつけます。

　　ケースによっては仮歯や入れ歯を使ってもらう事があります。

5) 二次手術

　　小手術によりインプラントのヘッド部を露出させ，人工の歯が接続できるようにします。1回法，ワンピースタイプのインプラントの場合は必要がありません。

6) 上部構造作成

　　通常，1次印象と2次印象の2回に分けて精密な印象を行います。

　　上部構造には「セメント固定」と「スクリュー固定」があります。

7) メインテナンス

　　インプラントを良い状態で保つには，定期的なメインテナンスと，徹底したプラークコントロールが必須となるので，セルフケア，プロフェッショナルケアの両面から口腔衛生状態を良好に保つようにします。インプラントのみならず，残存歯の衛生状態もインプラント治療の予後にかかわるので，トータルでのケアが必要となります。

　　時には生活習慣の改善や，メンタルケアが必要な場合もあります。

　近年の研究，技術開発の進歩により，デンタル・インプラントは非常に有効な治療法となってきています。10年の生存率も90%以上というデータがあります。

　しかしながら，インプラントはあくまでも生体にとっては異物であると言う事を忘れてはいけません。そのようなインプラントを長期的に健康的に使用してもらうためには歯科医師を中心としたデンタルスタッフ同士のチームワーク，そして患者さんとの良好なコミュニケーションが何より重要であるという事を常に意識する事が大切です。

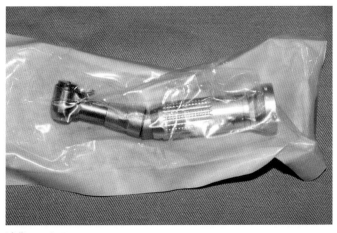

滅菌コントラ

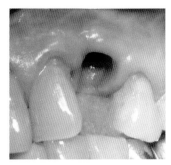

インプラント術後

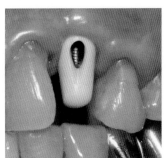

アバットメント装着

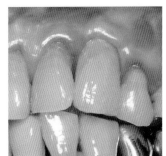

上部構造セット

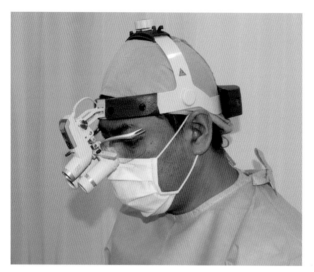
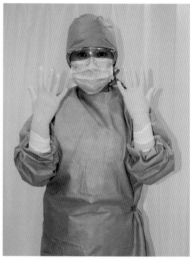

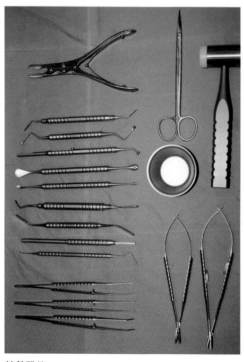

外科器具

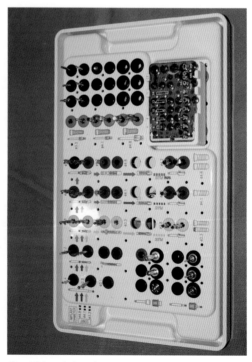

サージカルカセット

第3章　歯科における主な病気

補綴方法	メリット	デメリット	費用
入れ歯	1) 最も一般的な治療法であり，比較的簡単に受けられる 2) 治療にあたり，医学的には特に制限が無く，全ての患者に適応する事が出来る	1) 噛み心地が悪い場合もあり，硬い食べ物や粘着性の食べ物などでは咀嚼に苦労する場合もある 2) 違和感を感じやすい 3) 発音が上手く出来ない場合がある 4) 取り外して手入れをする必要がある 5) 入れ歯に接する歯が虫歯や歯周病になりやすくなる 6) 周囲の歯に負担がかかる	1) 基本的にはほとんど全てのケースで健康保険の適応となる 2) 保険適応外で金属床義歯やアタッチメント義歯などにする事で見た目や使い心地を改善する事が出来る
ブリッジ	1) 比較的少ない治療回数，短い治療期間で完成させる事が出来る 2) 見た目を気にしなければ健康保険適応で出来る事が多い	1) ブリッジを固定するために周囲の健康な歯を削る必要がある 2) 場合によっては神経をとる必要がある 3) 歯の抜けた部分の骨が次第に痩せて行く場合がある 4) 発音や見た目に問題が生じる場合がある 5) 周囲の歯に負担がかかる	1) 多くの場合，健康保険の適応になる 2) 保険適応外で歯冠色材料を使う事で見た目や使い心地を改善する事が出来る
インプラント	1) 周囲の健康な歯を削らない 2) 自分の歯と同じような感覚で咬む事が出来る 3) 見た目が自分の歯とほとんど同じように作る事が出来る 4) 顎の骨が痩せる事を防ぐ事が出来る 5) 咬合力をインプラントが負担する事で周囲の歯の負担を減らす事が出来る	1) 歯を抜くのと同程度の手術が必要となる 2) 治療期間が長くなる事が多い 3) 全身疾患や骨の状態などによりインプラント手術を受けられない事がある 4) 骨や粘膜の状態を改善するために追加の手術が必要となる場合がある 5) 定期的なメインテナンスが必要となる	基本的に健康保険適応外

V　進化する歯科治療

1.　歯科用レーザー

　近年，従来の外科用メスや電気メスに加え，歯科用レーザーを導入する歯科医院が増えてきています。外科用メスは鋭利に切開できる反面，止血に時間がかかったり，使用後は「感染性医療廃棄物」として取り扱う必要があり，注意を必要とします。電気メスは止血効果が期待できるものの，鋭利な切開を苦手とします。反面，レーザーによる切開は「比較的鋭利な切開が可能」「出血量が少ない（ほとんどない）」「術後の痛みがほとんどない」「廃棄物が出ない」などのメリットがあります。また，レーザーの出力を調整することで，切開の他に「口内炎の治療」や「歯周ポケットの改善」「歯肉色素沈着の除去」「ホワイトニング」など，さまざまな治療に応用することができます。歯科用レーザーには，卓上タイプ（半導体レーザー）のものや，キャスター付きの大型のタイプ（炭酸ガスレーザーや Er：YAG レーザーなど）のものなど，さまざまなタイプがあります。用途も使用方法も器械によって違いますので，扱う器械の特性を理解しておく必要があります。また，すべてのレーザー機器において「目の保護」が重要ですので，術者，介助者，患者の3人は，必ず付属の「保護用ゴーグル」を着用する必要があります。

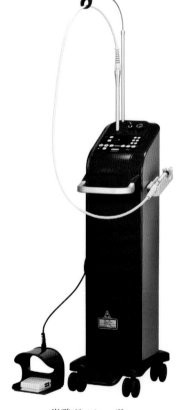

炭酸ガスレーザー

（株式会社ジーシー提供）

2. 根管治療

Ni-Ti（ニッケルチタン）ファイル

　本書の歯髄炎と歯根膜炎（p42 ～ 58）の項では，従来から一般的に使用されてきている「リーマーとファイル」を紹介しました。これらリーマーやファイルは，歯科医の手指により操作されますが，近年，モーターの回転によって操作されるファイルが登場してきました。モーターで回転させて使用することから「ロータリーファイル」と呼ばれることもあります（これに対して，従来からの手で操作するファイルを「ハンドファイル」と呼びます）。

　この，ロータリーファイルの材質はステンレスではなく，「超弾性」という特徴を持ったNi-Ti（ニッケルチタン）でできています。使用方法は「エンドモーター」と呼ばれる特殊なモーターに接続して使用します。「柔軟性が高く，湾曲した根管にも追従して根管形成を行うことができる」「モーターで使用するため，歯科医の疲労が少ない」などのメリットがある反面，「コストが高い」「破折のタイミングが分かりづらい」などのデメリットもあります。

　これらNi-Tiロータリーファイルは研究開発のスピードが速く，新製品がどんどん出てくるので，常に新しい情報を得ておく必要もあります。

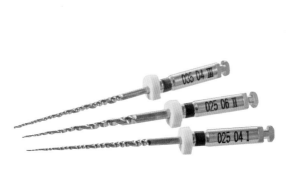

ロータリーファイル

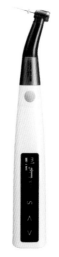

エンドモーター

（株式会社モリタ提供）

3. 垂直加圧根管充填

　Ni-Ti ロータリーファイルの登場に伴い，メインポイントとアクセサリーポイント
をスプレッダーで充填する方法（側方加圧根管充填 p54 ～ 58）から，加熱軟化させ
たガッタパーチャーポイントを機械を用いて圧入する方法（垂直加圧根管充填）が普
及してきました。

　垂直加圧根管充填の操作は，2 つのステップで行われます。まず最初にメインポイ
ントをペン型のヒートプラガーにて加熱し，根尖部に圧入（パック）します。次にピ
ストル型の電熱装置にペレットタイプのガッタパーチャーを入れ，根管に注入（フィ
ル）します。パック，フィルともに先端は 150 ～ 200℃ と高温になるので，火傷など
の注意が必要です。

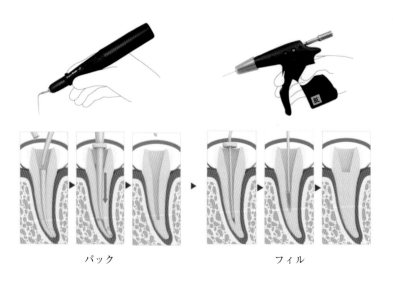

パック　　　　　　　　　　　　　　フィル

（ペントロンジャパン株式会社提供）

4.　マイクロスコープ

　近年の歯科治療における治療成功率を上げるためには，「拡大装置の活用」が欠かせなくなってきています。筆者は眼鏡タイプのルーペ（巻頭写真参照）や，ヘッドマウントタイプのルーペ（p90参照），そしてマイクロスコープを適材適所で使い分けています。

　特に暗く狭く，小さな根管内をしっかり観察し治療するためには，マイクロスコープを使用することが望ましいと言えます（ちなみにアメリカの根管治療専門医はマクロスコープの使用が義務化されています）。

　また，マイクロスコープの大きな特徴として「治療動画を撮影，記録することができる」ということが挙げられます。従来，患者さんの口腔内は術者にしか知り得ない，いわば「ブラックボックス」だったわけです。しかし，口腔内動画を撮影することで術者のみならず，アシスタントや患者さんご本人も同じ動画を見て情報を共有することが可能になります。

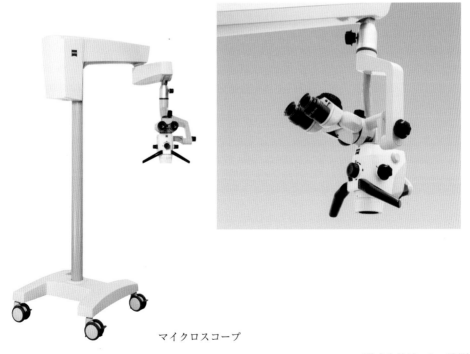

マイクロスコープ

（株式会社ジーシー提供）

普及率は 2020 年時点では 10％程度ですが，今後は急速に普及することが考えられます。

マイクロスコープによる治療にはアシスタントワークがとても重要なので，担当の先生と一緒にトレーニングされることをお勧めいたします。（巻頭カラー参照）

5. デジタルデンティストリー

歯科におけるデジタル化の波は大きく分けると 2 つあります。

一つは本書（巻頭カラー，P131）でも示した歯科用 CT をはじめとする X 線撮影装置です。従来のレントゲンフィルムを用いたアナログ撮影と比較すると，「より詳細な画像データを得ることができる」「撮影後に画像を拡大したり見やすくするために加工したりすることができる」「画像が劣化しない」「データとして保管できるため，場所を取らない」などのメリットが挙げられます。

二つ目は「オーラルスキャナー」を用いてインレーやクラウンを作成する「CAD/CAM（キャドキャム）」です。近年は，コンピューター技術の進化によりオーラルスキャナーを用いた印象採得は，スピードも精度も高くなって来ました。何より口腔内に印象材を入れないため，患者さんの負担軽減にもつながります。撮影されたデータは技工所にネットを介して送られるため，「石膏を注ぐ」「模型を搬送する」という手間が省けます。また，加工機（ミリングマシーン）を歯科医院内に設置することで，その場でインレーやクラウンを作成することができるようになり，形成→スキャン→技工物作成→セットまでを 1 日で行う「1Day トリートメント」ができるようになります。なかなか仕事を休めない患者さんや，小さなお子さんを預けて受診される患者さんなどにとって，「1 回の来院で治療が完了する」というのは大きなメリットとなります。

　これら「CAD/CAM」「歯科用 CT」「マイクロスコープ」は，これからの歯科治療
を変える三種の神器と呼ばれることもあり，今後，ますます発展することが予想され
ます。

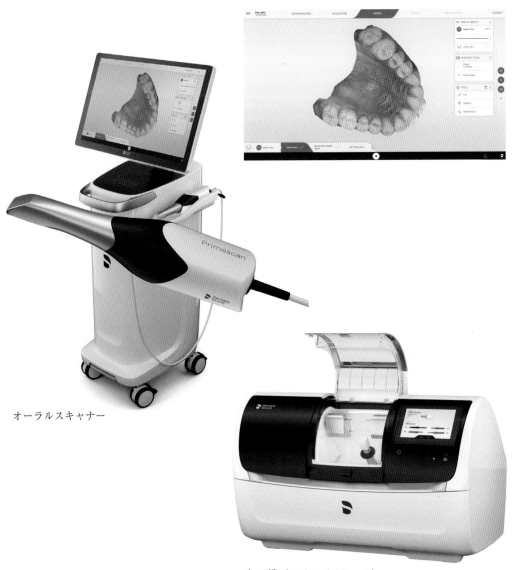

オーラルスキャナー

加工機（ミリングマシーン）

（デンツプライシロナ株式会社提供）

Ⅵ その他の病気

1. エナメル質等の病気

(1) 象牙質知覚過敏症 (略符号 Hys)

象牙質はもともと歯髄のまわりを囲んでいて，歯冠部ではエナメル質におおわれ，歯根部ではセメント質におおわれているものなので，じかに外部に露出することはないのに，何かの原因（エナメル質の欠如や歯根部の露出にともなうセメント質の欠如）で口腔内に露出すると，感覚が非常に鋭敏で，刺激（温度的，機械的，化学的）に対して痛みを感じてくるようになります。

> **処置**
> 象牙質が露出したものですから，この露出象牙質を防護し，さらに中の歯髄に対しても保護鎮静をはかります。そして歯髄腔の内壁に第2象牙質が作られ，刺激を感じにくくすることを期待します。
> ①薬剤を露出象牙質部に塗布または包帯する方法
> 　サホライド
> 　ハイパーバンド
> ②イオン導入法
> 　イオン導入装置（バイオキュアー等）による
> ③窩洞形成〔金属その他をつめるための孔を掘ることで覆罩（ふくとう）(PCap-覆髄〕により中の歯髄を保護し充填します。
> ④レーザーによる歯髄鎮静
> 　以上の4方法によって種々行って効果がないものは，歯髄の除去（切断，抜髄）を行うこともあります。

(2) 磨耗症 (略符号 Abr)

磨耗症とは，言葉の通り硬組織が何かでこすられてすり減っている状態で，口の中へ硬い物質をよく入れる人や，長期間歯ブラシやようじの使い方が悪い場合にも起こります。

> **処置**
> 機械的にすり減って削り取られた状態が象牙質まで達しているので，その部分をもと通りに何かで埋めておく（窩洞形成を行い充填する），すなわち C_1 や C_2 の処置と同様になります。

(3) 侵蝕症（略符号 Ero）

咬み合う部分の歯の面が化学的（薬や食物）に溶かされる状態で，その物質によく触れる面がなめらかに象牙質まで減っています。

> **処置**
> 磨耗症の処置に準じるので C_1 や C_2 の処置と同様ですが，やや範囲が広くなります。

(4) 咬耗症（略符号 Att）

　正常な状態でも咬み合わせ，咀嚼する面は長期間ですり減っていくもので，この場合は咬耗症とは呼びません。ここでいう咬耗症とは，異常な咬み合わせ（例えば歯ぎしり等）によってエナメル質の辺縁が鋭い刃物のようになったり，ノコギリ状になって舌や頬粘膜等の軟組織を痛めたり，象牙質までひどく減って歯髄に影響をおよぼしている状態をさします。

> **処置**
> 咬耗を起こさせている異常な咬合関係（上と下の咬み合わせ）を充填，冠，義歯によって改善します。歯ぎしりが原因の場合，軽度のものであれば，歯の形を調整や修正で変え，もっと重症の場合は，歯ぎしり防止装置を夜間口の中に入れておいて上下がすり合わなくしておきます。歯髄に異常がおよんでいる場合は，歯髄処置を行います。

(5) アブフラクション（くさび状欠損）（略符号 WSD）

　歯ぎしり，くいしばり（ブラキシズム）により，頬側，唇側，歯頸部付近のエナメル質に応力が集中し，細かいヒビが入り，そこを歯ブラシでゴシゴシ磨くことにより，欠損を生じたもの。

2. 歯牙以外の病気

（1） 歯肉炎 （歯ぎん炎） ‥‥‥G （Gingivitis）
①単純性歯肉炎 ‥‥‥ 単 G

　最も多く見られる歯肉炎で，歯垢，歯石，食片圧入，不良充填補綴物，歯ブラシの乱用，口呼吸などにより歯肉辺縁部に発赤腫脹が起こり出血しやすい症状となります。

> **処置**
> 歯肉の辺縁部の刺激原因を取り除き，除石を行い，洗浄し，清潔に保つようにします。

②肥大性歯肉炎 ‥‥‥ 肥 G

　歯肉の炎症をともなう増殖で，多くは内分泌（ホルモン等）異常や薬物常飲，慢性刺激剤の原因によるもので，妊娠，思春期，抗テンカン剤の長期服用，口腔内不潔等があげられ，肥大した歯肉の違和感と出血を訴えます。

> **処置**
> まず原因を究明してそれを改善し，場合によっては増殖肥大している歯肉を麻酔のもとに切除し，歯肉包帯剤でパック，歯周包帯をすることもあります。手術直後は投薬を行います。

③カタール性歯肉炎

　粘膜組織の破壊を起こさない滲出性炎症のことで，発赤，うっ血，腫脹を呈します。

> **処置**
> 原因を除去し，清掃洗浄を繰返し必要に応じ除石等を行い，貼薬含嗽により治癒します。

④外傷性歯肉炎

　口の中外よりの異物により傷をこうむった時に，その部分に炎症を起こす状態。発疹性（アフタ性）歯肉炎，潰瘍性歯肉炎〔褥瘡（じょくそう）性潰瘍〕は口内炎の項で説明します。

> **処置**
> 原因を除去し，清掃消毒貼薬により治癒します。

(2)　口内炎 ‥‥‥Stom

　広い意味では口腔粘膜に表れるすべての炎症を口内炎と呼び，それぞれの症状によってアフタ性，カタル性，潰瘍性等の名前がつけられます。そして，これらの口内炎の中には，口腔内から発生するもの，または現在原因がはっきりしていないもの，そして原因が全身の他の部分にあるもの等に分けられます。

・孤立性アフタ　・アフタ性口内炎　・慢性再発性アフタ

　アフタは粟粒から米粒大の白色または黄白色の義膜を有し，粘膜上皮の崩壊脱落を起こし，その周囲は多数の細菌が繁殖して底部に炎症を起こし，灼熱感様の疼痛を感じます。そして，このアフタが孤立しているものを孤立性アフタといい，口腔内全般にわたるようなものをアフタ性口内炎と呼び，しばしばあらわれるものを慢性再発性アフタといいます。原因としては，局所刺激，疲労，月経，ホルモンの関係，その他が考えられます。

> **処置**
> 口内炎には，1ヶ所に限局されたものと，口腔内全般にわたるものとあって，それぞれ療法が多少異なりますが，いずれにしても原因の除去と局所の清掃，消毒を含めた局所療法および栄養補給，安静，投薬等による全身療法を行います。
> 原因を除去して改善すると同時に，アフタ部の洗浄消毒，パスタの塗布，その他症状に応じて各種軟膏，抗生物質の投与を行います（ただし，孤立性アフタは軟組織の局所炎症として取扱われます）。

カタール性口内炎（口内炎の中で，もっとも軽度）

　単純性口内炎ともいわれるものから，全身疾患の一症候として表れるものまで多様ですが，一般的に組織の破壊を起こさない程度の粘膜の滲出性の炎症をいいます。

> **処置**
> 原因となっている刺激物や歯石を除去し，口腔内を清潔に保ち，疼痛を軽減するための貼薬を行います。

褥瘡性潰瘍（Dul）・潰瘍性口内炎（潰 Stom）

　Dul は，粘膜組織の破壊と組織増成を伴う炎症，すなわち潰瘍が義歯の辺縁や

不適合となった補綴物の刺激によって起こるもの。

　潰 Stom は，口腔内に多数の小潰瘍が形成される状態で，これも原因が口腔内にある
ものから全身的な原因を受けているものまでありますが，いずれにしても，疼痛，発熱，
頭痛，咀嚼障害，睡眠障害，栄養障害等を起こし，長期にわたると重症な状態に陥ります。

> **処置**
> Dul の処置は，補綴物の削合調整を行って原因を除去し，粘膜潰瘍部は洗浄および
> パスタ塗布等を行うことにより治癒します。潰 Stom の療法は，抗生物質，安静等
> の療法を必要とします。

(3) 口角びらん

　片側または両側の口角部が亀裂または痂皮を伴うびらんで，全身の抵抗力の関係，
または胃腸障害その他，ビタミン等の関係があるといわれています。

> **処置**
> 全身的な原因を改善すると同時に，局所的には洗浄と亀裂部の保護に役立つ貼薬
> を行います。

(4) 舌炎

　他の口内炎等と同様，口の中だけの原因で起こります。原発性のものと他の全身疾
患からくる続発性のものと，そして原因不明なものに分けることができます。

> **処置**
> 原発性のものは，外傷や歯牙の鋭縁，不適合補綴物（金冠，義歯）の刺激による
> ものなので，口内炎同様，原因を改善し，局所的には，清掃，消毒，全身的には
> 栄養補給，安静，投薬等の療法を行います。

(5) 智歯周囲炎 ······Perico

　主として智歯周囲の軟組織（歯肉，頬粘膜）に限った炎症で，その原因は第 3 大臼
歯の位置，方向，萌出力，まわりの組織，ポケットの形成等の悪条件により起こした

細菌感染による炎症をいいます。主として下顎に起こり，上顎に起こることもあります。下顎の智歯周囲炎には次のようなタイプがあります。漿液性炎症，急性化膿性炎症，潰瘍性または慢性化膿性炎型，増殖性炎型，急性発作型，骨性癒着性炎型があります。そして，歯冠部が完全に萌出しない状態か，または完全にもぐっている（埋伏）状態によってそれぞれ症状の表われかたが違います。いずれにしても，周囲粘膜の腫脹，発赤，圧痛，発熱等を伴います。

> **処置**
> 智歯の状態と周囲の炎症のタイプによって療法は多少異なりますが，局所の消炎療法を行い，急性症候の緩解を待って抜歯を行うのが安全です。全身療法としては，化膿性炎に対する療法（抗生物質の投薬）を行い，鎮静，鎮痛剤を与えます。

(6) 歯肉膿瘍（歯ぎん膿瘍）……GA

　化膿性炎症の進行治癒過程で，粘膜下に膿が貯溜する状態で歯頸部からの感染と歯根端部からの感染経路とに分けられますが，いずれにしても膿瘍形成時点では疼痛をきたし粘膜の腫脹，発赤，圧痛，発熱を伴います。

> **処置**
> 膿が貯溜していく過程で，早期の場合は消炎剤，抗生物質等の投薬で，症状が消失しますが，中等度以上に進行した場合には，局所粘膜の清掃，鎮痛療法と同時に，投薬を含む全身療法を行い，自潰しない場合には膿瘍部の切開，排膿を行います。いずれにしても，これらの療法の前後，常に原因歯の治療を考えていかなければなりません。

(7) 歯槽膿瘍（歯槽骨々炎）……AA

　むし歯の原因から根の先を経て，まわりの歯槽骨に感染炎症が波及した状態を歯槽骨炎といい，その化膿性炎症の進行に伴い，粘膜部に膿瘍を作ったものを歯槽膿瘍といいます。したがって，前述の歯肉膿瘍(GA)よりも，やや深く範囲が広いと考えてよいです。

> **処置**
> 局所的には消炎療法を行い，全身的にも抗生物質の投与を行い，歯肉膿瘍同様，膿が貯溜してきたら切開，排膿を行い，その後，原因歯の抜歯によって治癒します。歯槽骨炎は，顎炎その他に進行するので，早めに多量投与し治癒をはかる必要があります。

(8) 顎炎

歯槽骨炎が歯を支えている歯槽突起部の周辺に限局した炎症であるのに対して，顎炎は歯槽骨を支える顎骨にその炎症が波及した状態をいいます。そして表面の骨膜に感染した状態を顎骨々膜炎といい，顎骨の中心部まで感染した状態を顎骨々髄炎といい，どちらも高熱を伴い，その感染の状態からも全身に大変な影響を与える重症な病気です。

> **処置**
> 原因は歯槽骨炎と同様ですが，顎骨に炎症が及ぶと，原因歯のみならず隣在歯にも多大の影響が及び，時には片顎全体にわたる場合もあります。その程度によって，療法が異なりますが，局所療法を考える前に全身の管理と全身療法に重点を置く必要があります。すなわち抗生物質，消炎剤，栄養剤等により，ある程度消炎を計った後，抜歯，腐骨除去等の局所療法を行います。

(9) 顎関節症

下顎関節の異常で炎症性のもの，外傷，腫瘍，奇形等の原因によるものがありますが，最も多いのは炎症性のもので，急性型，慢性型があり，その原因は，他科の病気からその歯が感染した場合，不均衡な咬合による異常圧などで，開口障害，開口時や咬合時の疼痛を訴えます。

> **処置**
> 原因を究明して行う原因療法と，対症療法として咬合調整や負担を軽減するための咬合挙上副子，または原因により消炎剤，鎮痛剤，筋弛緩剤，抗生物質，副腎皮質ホルモンの注入等を行います。

(10) 歯槽骨鋭縁 ‥‥‥SchA

　歯を植えている歯槽骨も，抜歯した後はその先端がとがった状態で顎堤の残る場合があり，その上に義歯を入れられないようになります。このように歯槽突起が吸収消失されないで鋭縁として残った状態をいいます。

> **処置**
> 麻酔下で鋭い突起部を骨紺子，骨ヤスリで平坦になめらかに整形することにより，後の義歯調整時の顎堤の状態を良好にします。数歯以上の範囲にわたる場合は歯槽堤形成手術となります。

(11) 抜歯創治癒不全症

　抜歯後にできる孔を抜歯窩といいます。通常は止血後，血餅ができ，上皮が創口を覆い，正常な顎堤となって治癒しますが，時として抜歯時に破折した小骨片，小歯片，歯石などの異物が残ったり，根のまわりの不良肉芽がきれいに取り除けなかった場合に，抜歯窩が治癒せず，痛みが止まらないことがあります。また，抜歯窩がドライソケットの状態になって，正常な血餅ができない場合もあります。このドライソケットの原因は種々あります。

> **処置**
> 抜歯窩内，創内に異物が残った疑いや不良肉芽の残留の場合には，麻酔下で再掻爬（かき出す）して通常の抜歯後の処理を行うことにより治癒します。
> ドライソケットの場合は原因により外科的に処置しますが，要は創面の保護を行い，正常な肉芽が上がるってくるような処置を行います。

(12) 歯根のう胞 ‥‥‥WZ

　口の中に作られるのう胞には，歯に関係があるものとないもにがあり，大きさの大小も種々ですが，日常多く見られるものとして，慢性根端性歯周炎の過程で根端部にのう胞が作られる例がこの歯根のう胞です（その他濾胞生歯牙のう胞も歯牙に関連のあるのう胞）。

処置

小さいのう胞は根管治療によってなおすことができますが，根管治療と同時に歯根端切除手術によって根端とのう胞を同時に摘出しなければならないもの，さらに大きくなると抜歯を行い，同時にのう胞（WZ）を摘出しなければならないことがあります。

(13) 腫瘍（上皮性，非上皮性各種）

　口の中にできる腫瘍は，歯に由来するものと歯に関係がないものとに分れ，さらに上皮性のものと非上皮性のもの，そして良性のもの，悪性のもの等，多数に分類されます。例えば歯原性腫瘍として，エナメル上皮腫，歯牙腫，非歯原性腫瘍の良性腫瘍には，繊維腫，血管腫，骨腫，脂肪腫，内皮腫，乳嘴腫，悪性腫瘍としては，肉腫，癌腫等があります。

処置

良性でしかも範囲が小さいものに関しては，口腔外科の手術によって，腫瘍摘出を行いますが，悪性腫瘍については全身転移の可能性も考え，他科との協力のもとに治療にのぞむため，一般開業医では原則として行いません。

(14) 歯性上顎洞炎

　耳鼻科領域の上顎洞の炎症（副鼻腔炎）の原因のうち，上顎歯牙根端部よりの感染炎症によるものが歯性上顎洞炎といわれます。症状は，鼻閉，頭痛，腫脹，原因歯部の疼痛等です。

処置

簡単なものは原因歯を抜歯し，洞内を洗浄後，閉鎖手術を行うと同時に，感染に対する抗生物質療法を併用します。ただし，範囲が広い場合には耳鼻科において通常の上顎洞手術を行います。

3. 外傷および異常

(1) 外傷

　歯冠破折，歯牙破折等の歯牙外傷（打撲），口唇損傷，歯髄骨々折，顎骨々折等が通常歯科に関係する外傷です。

> **処置**
> 歯冠破折，歯牙破折に際しては，抜歯しなければならないものと，抜歯をしないで保存治療処置を行うことによって，歯冠修復が行えるものがあります。骨折等もすべてはその時の外力の種類，程度，方向により症状が異なるので，その症状に応じた処置を行います。

(2) 唇裂口蓋裂

　上顎骨口蓋板の癒合不完全のため鼻腔に通じているもので，兎唇と併発して起こるものであって，異常の程度は多種多様をきわめます。

> **処置**
> 幼児の時に閉鎖手術を行えなかったものについては，顎補綴によって口蓋に義歯を装着します。

(3) 歯牙形成異常

　歯牙の異常の中には，発育および萌出の異常と，形態の異常とがありますが，ここでは歯牙全体の異常として代表的なものを列挙しますと，巨大歯，矮小歯，円錐歯，発育不全歯，彎曲歯，癒合歯等があげられます。

> **処置**
> 治療法は，それぞれの場合に応じてでき得る限り正しい歯ならび，正しい咬み合わせに近づけるために，時には抜歯し，時には冠をかぶせます。

第3章　歯科における主な病気

107

（4） 歯牙の数および位置の異常

これには次のようなものがあります。過剰歯，欠如歯，埋伏歯，転位歯，乳歯の晩期残存歯，低位咬合歯等があげられます。

> **処置**
> 治療法は，"3 歯牙形成異常" と同じように考えます。

4. 製作物の破損（破折）および脱落（脱離）

(1) 充填物の脱落

　練成充填物（アマルガム，コンポジットレジンなど）が，2次う蝕や歯冠および辺縁破折，充填不良によって取れてしまった状態。

> **処置**
> 脱落後のう窩の状態によって処置方法が変わりますが，生活歯にあっては，即日充填処置によって再び充填できるものから，$C_2 \sim C_3$ と進行しており，抜髄処置を行わなければならないものまであり，また，失活歯の場合でも，根管に影響がおよんでないものから根管治療を要するものまでいろいろあります。そして最後は，再び充填するか冠をかぶせるようになります。

(2) 歯冠修復物の脱落

　歯冠修復物（インレー，鋳造冠，継続歯，ジャケット冠，ブリッジ）が2次う蝕や歯冠および辺縁破折によって取れてしまった状態。

> **処置**
> 脱落後の歯冠の状態，根管および根端組織の状態によって脱落後の処置方法が変わりますが，そのまま歯冠修復物を再装着できるものからすぐに再装着できない場合，すなわち生活歯にあっては再び形成，印象ができるものからC2〜C3と進行しており，抜髄処置を行わなければならないものまであり，また，失活歯の場合でも，根管に影響がおよんでないものから根管治療を要するものまであり，最悪の場合は保存不可能な場合もあります。

(3) 破損，破折

　歯冠修復物の破損，破折の場合は，脱落と同様の原因によります。義歯の破損，破折の場合は，床，人口歯，鉤，バー等の破損，破折のことをさします。

> **処置**
> 歯冠修復物の破損，破折については，再製作できるものは行い，別の形態でなくては維持ができなくなる場合もあります（インレーをあきらめて冠にする等）。義歯においては修理可能な場合には修理を行い，不可能な場合には新しく製作します。

第3章　歯科における主な病気

5.　PMCT

PMTC（プロフェッショナル・メカニカル・トゥース・クリーニング）

　近年，虫歯や歯周病は「バイオフィルム感染症」であり，予防が可能であるとされてきております。歯科衛生士の行うブラッシング指導，歯石除去（スケーリング），ルートプレーニングを徹底して行っても，歯周疾患の改善やそれ以上進行させないようにすることは可能ですが，「予防する」と言うレベルには達しません。なぜなら，ブラッシング指導やスケーリングはプラーク，歯石を取り除く事を目的としており，感染の原因であるバイオフィルムの破壊を目的とはしていないからです。このバイオフィルムを効果的に取り除く方法がPMTCです。PMTCは対象年齢を問わない事も特徴で，歯科衛生士が患者一人一人に合わせて効果的な予防プログラムを作成します。
　しかしながら，PMTCは「予防」を目的とするため，健康保険の適応外とされています。

注）バイオフィルムとは細菌同士が連携し外界からの攻撃に対してバリアを張っている状態の事。「流しのぬめり」などもバイオフィルムの一種。

1）PMTC の効果
（1）口腔衛生の動機づけ

　　口腔清掃の必要性，ホームケアの不十分さの自覚

（2）歯科疾患の予防

　　バイオフィルム破壊，プラークの付着抑制によるう蝕・歯周病の予防

（3）歯科疾患の治療

　　初期う蝕の再石灰化促進，進行抑制，歯肉炎・歯周病の改善

（4）再来院（リコール）への動機づけ

　　爽快感，予防効果により患者との信頼関係の確立

（5）審美性の改善

　　クリーニングにより，外来性の色素沈着などを取り除く事が出来る

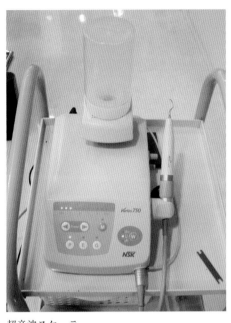

超音波スケーラー

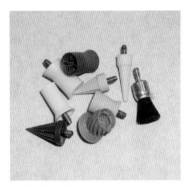

ラバーカップ

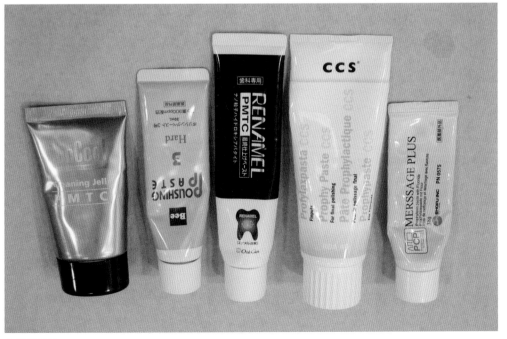

各種研磨剤

2）PMTC の手順

（1）プラークの染め出し

（2）研磨ペーストの注入または塗布

（3）隣接面の清掃・研磨

（4）頬舌側面，咬合面の清掃・研磨

（5）歯面および歯周ポケット内の洗浄

（6）フッ化物塗布

必要に応じて「ブラッシング指導」「スケーリング」「ステイン除去」なども併せて行う。

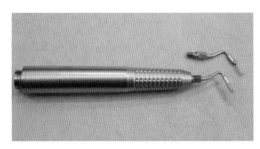

ソニックブラシ

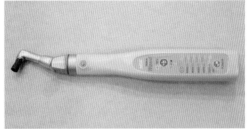

低速コントラ

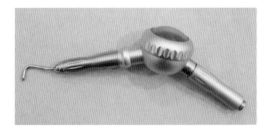

エアーフロー

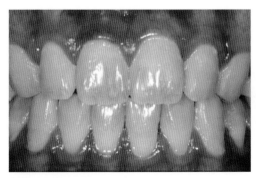

術前

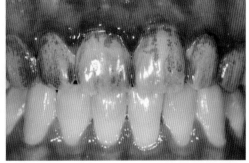

染め出し

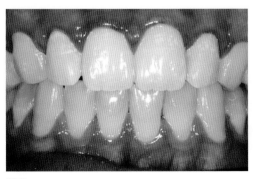

研磨

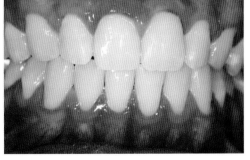

術後

第3章　歯科における主な病気

113

6. セルフケア

歯科医療も「ケアからキュア」の時代，つまり「治療から予防」へとシフトしてきています。歯科医院でPMTCなどのプロフェッショナルケアを提供する事も大切な事ですが，予防の主体はあくまでも患者さん自身によるセルフケアです。そのセルフケアをサポートしていく事も歯科医院（特に歯科衛生士）の重要な役割です。

多くの歯科材料メーカーからさまざまなセルフケアグッズが販売されていますから，それらを熟知し，患者さんに提供できるようにする事が求められています。

セルフケアグッズ

歯ブラシ

歯ブラシはセルフケアの基本となる物です。市販品，歯科医院専売品など，多数の歯ブラシが販売されています。患者さんのブラッシングの仕方やお口の中の状況を考慮して選択します。

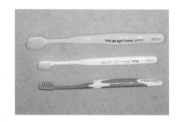

近年は電動の物も数多く販売されています。見た目は似ていますが「電動歯ブラシ」「音波ブラシ」「超音波ブラシ」とそれぞれに特徴があります。

補助的清掃具

デンタルフロス

う蝕好発部位である隣接面の接触点を効率的に清掃する事が出来ます。ホルダー付き，ホルダー無し，ワックス付き，ワックス無しなど，様々なタイプの物が販売されています。ホルダーの有無は使い勝手を重視して決めると良いでしょう。

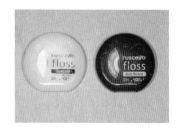

　ワックス付きは滑りが良く，一般的なセルフケアに用います。ワックス無しは，上級者向けと医院内でのプロフェッショナルケアの時やセメントの除去，う蝕の診査などにも応用されます。

歯間ブラシ

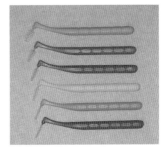

　歯肉退縮を起こしていたり，歯列に空隙がある場合に効率的にプラークを除去するための清掃用具です。ブラシのサイズや形態も様々ですので，空隙の様子をしっかり観察した上で選択します。

タフトブラシ

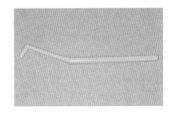

　矯正中の患者さんや最後臼歯の裏側，深い裂溝がある場合などに使用します。

歯磨剤

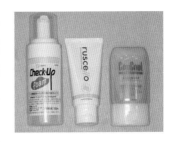

　以前は「歯磨剤に含まれる研磨剤によって歯が削られてしまうので使用しない方が良い」と言われていた時代もありますが，近年は研磨剤の微粒子化や低配合，無配合にする事で，ほとんど歯を削ってしまう心配は無くなってきました（一部製品を除く）。

　歯磨剤にはフッ化物の配合や消炎剤の配合，その他の薬効成分の配合などにより，う蝕予防やステイン，歯石の沈着防止，知覚過敏の予防など様々な効能が期待できるものもあります。

　また，歯磨き後にフッ素ジェルや MI ペーストを用いる事で歯質を強化し，再石灰化を促進させる事で効果的にう蝕予防を促進させる事も出来ます。

　個々の患者さんに合わせて適切な歯磨剤の選択を促す事も，歯科衛生士の大切な仕事の一つです。

第3章　歯科における主な病気

洗口剤

洗口剤にも「う蝕予防効果の高いもの」「歯周病予防効果の高いもの」「口臭予防」「口内炎の治癒促進を促すもの」などさまざまです。

患者さんのリスクや状態に合わせて選択する事が必要となります。

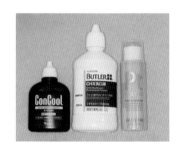

口腔ケアガム，タブレットなど

特定保健用食品である「ポスカム（Pos-Ca）」「リカルデント（CPP-ACP）」「キシリトール +FN」などを噛む事で，唾液分泌を促進する作用，プラーク中の pH を中性に戻す作用，歯の再石灰化を促進する作用があり，歯を丈夫で健康に保ちます。

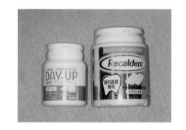

その他の口腔ケアグッス

近年，口臭やドライマウスを気にする患者さんが増えてきています。

舌ブラシや保湿剤と言った製品を使用する事で，患者さんの不快症状を軽減させる事もできます。ただし，舌は非常に傷つきやすいため，舌ブラシを多用する事で逆効果になってしまう事もありますので，注意が必要です。

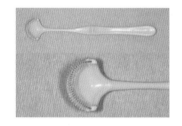

また，高齢化社会において，義歯を使用する患者さんが増えています。

義歯の汚れは「誤嚥性肺炎」「義歯性口内炎」「カンジダ症」「味覚障害」「口臭」の原因になります。義歯用ブラシや入れ歯洗浄剤を上手に活用し，患者さんご本人のみならずご家族の方々にも理解を深め，高齢者の口腔ケアを共に行っていく事が重要になってきます。

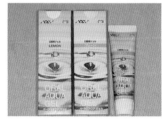

7. ホワイトニング

変色の原因

1）外来因子による着色

口腔衛生不良

コーヒー，お茶，赤ワインなどの嗜好品による着色

アマルガムや硝酸銀などによる金属イオンによる着色

2）内因性の変色

遺伝性疾患（エナメル質形成不全，先天性ポリフィリン症など）

代謝性の疾患（カルシウム代謝異常やビタミン欠乏症など）

歯の障害（失活歯など）

化学物質や薬剤による変色（フッ素やテトラサイクリンによる変色）

加齢変化

ホワイトニングの流れ

1）カウンセリング，コンサルテーション

患者さんの希望などを聞き，カウンセリングを行う。

2）術前診査

口腔内診査，レントゲン診査，術前の色をチェックする，口腔内写真を撮る

3）前準備

歯面清掃（PMTC），スケーリングなどを行う

4) ホームホワイトニング

①印象採得

②マウストレー作成

③使用説明

④ホームホワイトニング実施

⑤術後の確認

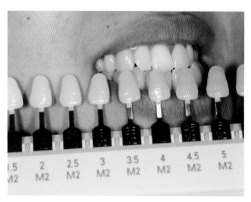
シェードテイキング（色を見る）

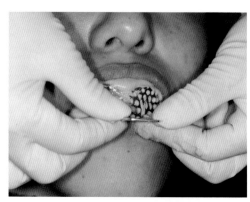
印象採得

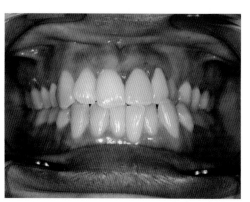
術前

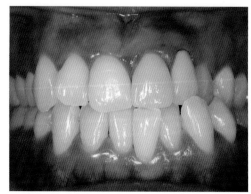
術後

5）オフィスホワイトニング

①歯肉，口唇の保護

②薬剤の調合

③薬剤の塗布

④光照射

⑤洗浄，研磨

⑥術後の確認

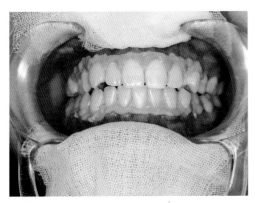

歯肉・口唇の保護

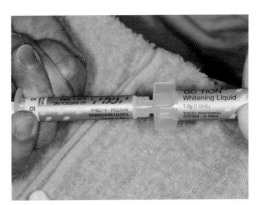

薬剤の調合

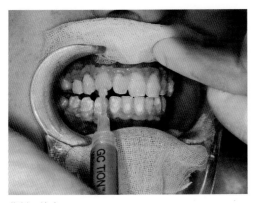

薬剤の塗布

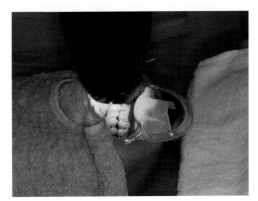

光照射

第3章　歯科における主な病気

119

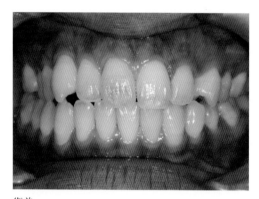

術前

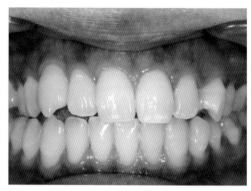

術後

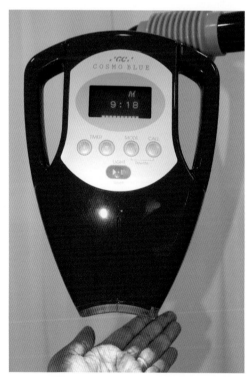

光照射の確認

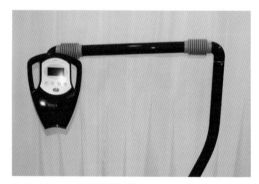

ホワイトニング用光照射器

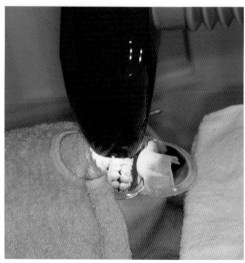

光照射

第3章　歯科における主な病気

6）術後のフォローアップ

プロフェッショナルケア，セルフケア，タッチアップ※

※タッチアップ−術後，後もどりをしてしまったり，白さが足りないと感じた時，追加でホワイトニングを行う事

7）オフィスホワイトニングとホームホワイトニングの比較

オフィスホワイトニング	ホームホワイトニング
歯科医主導で治療を行う事ができる	患者自身で行うので歯科医が治療をコントロールできない。
1回の来院で済む	2〜3回の通院が必要となる
患者自身が行う面倒な作業がない	患者自身で1日2時間程度マウストレーを装着する必要がある
短期間（1回の来院）で効果が得られる	効果が表れるまでに期間を要する（10〜14日程度）
1回のチェアータイムが長い（60〜90分程度）	1回のチェアータイムが短い（20分程度）
患者により効果にばらつきがある	患者による効果のばらつきが少ない
歯の表層部に漂白箇所が限定されるので，後戻りしやすい	比較的，歯の内部まで漂白されるので，後戻りしにくい
薬液濃度が高く，刺激性がある	薬液濃度が低く，刺激性が低い
縞状や斑状に白くなることがある	自然な漂白効果が得られる

VII その他の基本操作

1. バキューム（サクション）

　ユニットを倒して患者さんを寝かせた状態で行う診療を水平診療といいます。この水平診療をアシストする上で最も基本となるのがバキュームです。

バキュームの役割は，

①歯を削る際に飛び散る削りかすや，外科処置の時の血液などの吸引

②タービンやスケーラーの冷却水や唾液など，口の中に溜った液を排除

③舌の圧排（うごかないようおさえつける）や頬唇の索引

　すなわち，バキュームは患者さんの呼吸確保と危険防止，術者の視野確保を目的とします。バキュームを行う時には，次のような点に注意します。

● バキュームをしっかり握り，先端がぶつからないようにします。

● 術者の使用しているタービンなどの器具と交差させないようにします（術者の目と器具の間にバキュームを置かないようにする）。

● バキュームの口は，出来る限りタービンの水の噴出方向に向けます。

● 舌が動いて，タービンで切ってしまう恐れがあるような時は，吸い込みよりも圧排を優先します（術者の作業のしやすさよりも，患者さんの危険防止の方が重要です）。

● 術者の手が休んだ時は，素早く残っている液を吸い込みます。

● 舌の奥や口蓋に強くふれると，嘔吐反射が起きるので注意します。また，口腔底や歯肉頬移行部を先端で強く押すと，粘膜に傷がついてしまいます。

● ネオクリーナーなど，刺激の強い薬品は全てバキュームし，また，電気メス使用時に発生する煙は不快感を与えますから，バキュームですみやかに吸いとります。

2. 印象採得

「型をとる」と言われる作業で,口の中の状態を正確な模型に写すために行われます。

A 方法による分類

①解剖学的印象（無圧印象）

　口の中の静止状態を正確に採得する方法です。

②機能印象

　入れ歯などの印象では,歯や顎の土手（顎堤）の型がとれていれば良い訳ではなく,やわらかい粘膜の凹みや,舌や頬の動きも考慮にいれなければなりません。このような時に行う印象を機能印象と言い,加圧印象,筋圧形成印象,咬座印象,ダイナミック印象などの種類があります。

B 目的による分類

①スナップ印象

　設計や診断をするための模型を作るのが目的です。

②予備印象

③本印象（完成印象）

C 印象材の使い方による分類

①単純印象

　一種類の印象材だけを使って型をとる方法

②連合印象

　特に精密に型をとらなければならない部分に,正確に再現できる印象材を用い,他の部分には,それと接着する印象材を併せて,二種類の印象材を使う方法です。

寒天－アルジネート連合印象

　精密な部分をシリンジに入れた寒天印象材で，それ以外の部分はトレーに盛ったアルジネート印象材で採る方法です。

　寒天印象材は，温度が高いと軟らかく，冷えると固まるので，専用のシリンジに入れ，いつでも使えるように軟らかくし，しかしやけどしないような一定の温度に保っておきます（このために恒温槽を使います）。

　一方，アルジネート（アルギン酸）印象材は，水を加えて練和すると硬化し，一度固まると，元に戻らない性質をもっています。きれいな印象を採るためには，粉と水の量を守り，よく押しつぶすように練っていきます。また，硬化を遅くしたい時は，冷やした水を使って練和し，水の量を変えないようにします。連合印象では，二種類の印象材の硬化のタイミングを合わせることが大切です。

　アシストする者は，寒天を自分の爪の上などに出し，軟らかさと温度を確かめた上で術者に手渡します。そして，術者が寒天印象材を使い終わると同時に，アルジネート印象材を盛ったトレーを渡さなければなりません。

　硬化した寒天－アルジネート印象は，そのままでは水分が蒸発してどんどん変形していきます。従って，できる限り早く石膏を注ぎ，やむをえない場合でも相対湿度100％の湿ボックス中で保存します。

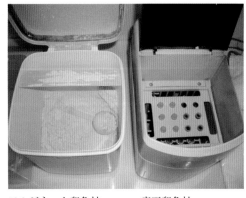
　アルジネート印象材　　　寒天印象材

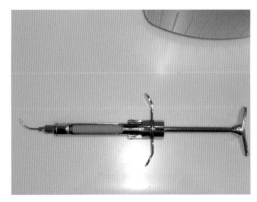
　寒天用シリンジ

シリコーンラバー印象

　シリコーンラバー印象材は，ヘビーボディ（パテ）タイプとインジェクションタイプを連合させて印象を行います。まずヘビーボディタイプを用いて歯列の印象を採った後，インジェクションタイプを練りはじめます。この時，2つのペーストが良く混ざりあうようにしないと，硬化しない部分ができてしまいます。

　練和が終わったら，一部をシリンジに入れ術者に手渡し，残りの印象材はヘビーボディタイプの入ったトレーの中に手早く入れます。

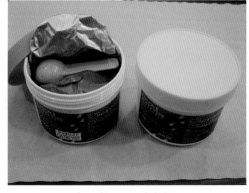

ヘビーボディ（パテ）タイプ印象材

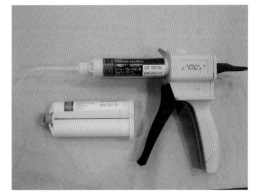

インジェクション（カートリッジ）印象材

3.　合着用セメントの練和

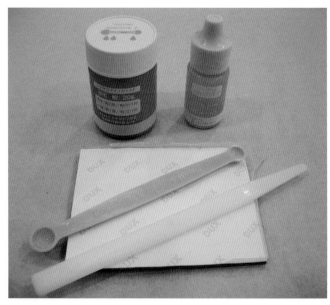

粉液式グラスアイオノマーセメント　紙練板で混和

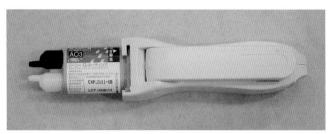

カートリッジ式グラスアイオノマーセメント

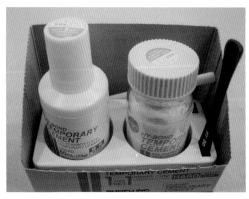

テンポラリーセメント

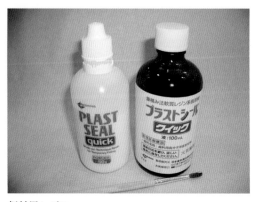

仮封用レジン

診療器械と器具

診療器械と器具

1. 治療台（チェアー）
患者の身体を安定させ，治療に適した姿勢を取らせる椅子。
①ヘッドレスト
②背板（バックレスト）
③シートクッション
④上下コントロールスイッチ

2. ユニット
電気，水道，ガス，圧搾空気（エアー）を使用する諸器具を，一定の型に組み上げた治療器械のこと。
⑤ライト
⑥タービン
圧搾空気で小さな風車をまわし，その軸に切削具を差し込んで使用するもので，毎分30～40万回転します。
⑦マイクロモーター（コントラアングル，ストレートアングル）電気モーターを使用し，100V，7千～1万回転を得，ハンドピースの先に切削具を付け，歯を切削する器具。
⑧スリーウェイシリンジ
エアーシリンジとウォーターシリンジが合体し，レバー操作で，注水・空気・水霧（スプレー）の3機能を，1つのものでできる装置。
⑨コップ台
⑩給水口
⑪スピットン
⑫バキューム・排唾管
⑬ブラケットテーブル

⑭FG バー（タービン・増速コントラ用）

　歯牙，コンポジットレジン，インレー，クラウンなどを切削，調整する時に使う。

⑮CA バー（コントラアングル用）

　コンポジットレジン，インレー，クラウンなどを口腔内で調整，研磨する時に使う。

⑯HP バー（ストレート用）

　義歯，インレー，クラウンなどの技工物を口腔外で調整，研磨する時に使う。

⑰エアタービン

⑱増速コントラ

⑲等速コントラ

⑳ストレート

㉑排唾管

㉒根管バキューム

㉓外科用サクション

㉔バキューム

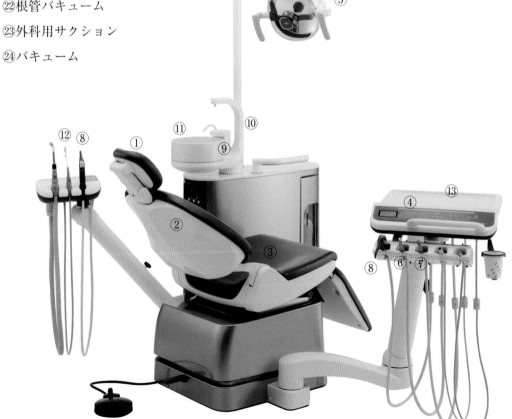

ハンドピース

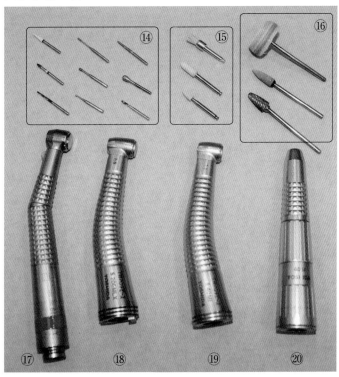

各種バキューム

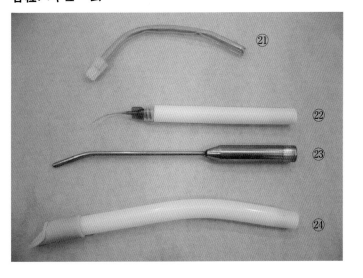

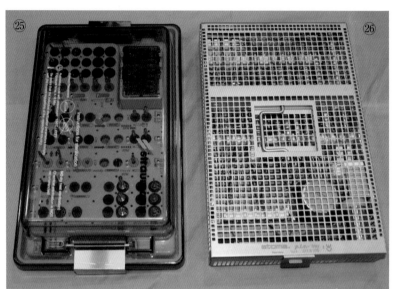

㉕インプラント用サージカルセット

㉖外科セット

3. レントゲン

レントゲン装置

レントゲンフィルム

●デンタルフィルム

口腔内にフィルムを入れて，3〜4本の歯を写す。

●パノラマX線フィルム

顔の外から全部写す。

●歯科用CTの画像

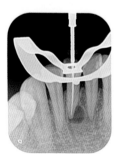

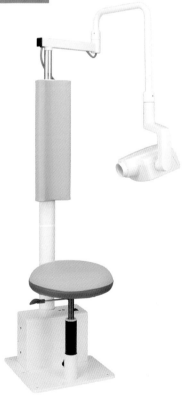

デンタルフィルム　　　　デンタルレントゲン

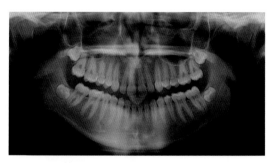

パノラマX線フィルム

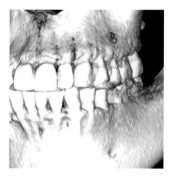

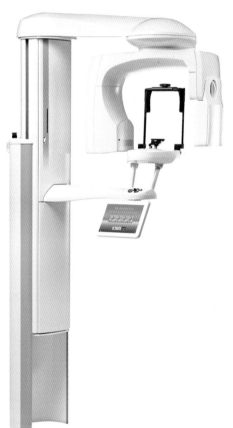

歯科用パノラマX線CT診断装置

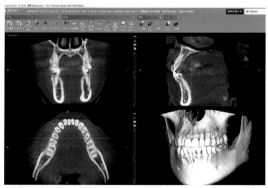

歯科用CT画像

4. キャビネット

治療補助作業に使用できるように，上部がテーブルになっている。

5. コンプレッサー

空気を圧縮，蓄積して，一定圧力の圧搾空気をたえずユニットに供給する装置。

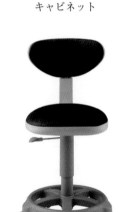

キャビネット

6. オペレーティングチェアー

術者が座って治療する場合に用いるもので，昇降装置とキャスターを装備しています。

7. 洗浄，消毒，滅菌

消毒滅菌

歯科医療は患者の唾液や血液に接触する機会が多いため，感染防止には注意を払わねばなりません。

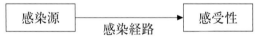

オペレーティングチェア

滅菌，消毒とは，この感染経路を断つことを目的とします。

滅菌，消毒はまず洗浄から始まります。使用された器具を流水下で洗ったり，さらに細かい汚れを落とすために超音波洗浄を行います（洗浄工程）。こののち，高圧蒸気滅菌（オートクレーブ）にかけ，滅菌します。

オートクレーブは高温になるため，器具によっては薬液消毒して使用するものもあります。

近年では感染防止の観点から洗浄工程をウォッシャーディスインフェクターと言う自動洗浄機を用いて洗浄，消毒を行う医院が増えてきました。

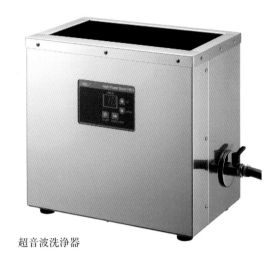

超音波洗浄器

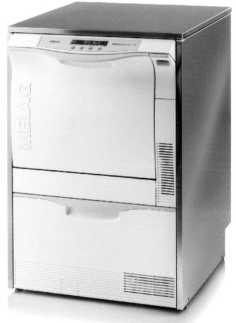

ウォッシャーディスインフェクター

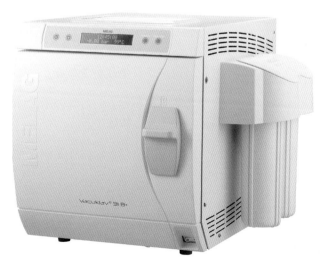

高圧蒸気滅菌器（オートクレーブ）

（株式会社ジーシー提供）

略称	名称	適要
C	齲蝕症	むし歯
G	歯肉炎	歯肉の炎症
P	辺縁性歯周組織炎	歯の周りの炎症が顎の骨まで及んだもの。歯周病。いわゆる歯槽膿漏。
Pul	歯髄炎	むし歯が神経にまで届いた状態。
Per	歯根膜炎	歯の根の先の感染が根の周りに広がって炎症を起こした状態。
Perico	智歯周囲炎	親知らずのまわりの炎症
MT	欠損	乳歯，親知らず以外の永久歯がなくなって，咬み合わせがなくなった状態。
WSD	楔状欠損	歯肉が下がって露出した根がブラッシングで，すり減ってしまった状態。
Hys	象牙質知覚過敏症	いわゆる知覚過敏。冷たいもの，熱いものや歯ブラシなどがさわると，鋭い痛みを感じる。
AA	歯槽膿瘍	歯の植わっている骨の中にウミがたまった状態。
GA	歯肉膿瘍	歯肉（歯ぐき）にウミがたまった状態。
Stom	口内炎	
WZ	歯根嚢胞	歯の根の先が化膿して，ウミの袋をつくった状態。

索引

135

監修者

櫻井善忠

東京歯科大学卒業

医療法人社団友和会理事長

太陽歯科衛生士専門学校校長

全国歯科衛生士教育協議会前会長

歯学博士

著者

櫻井美和

東京歯科大学卒業

歯学博士

櫻井善明

東京歯科大学大学院卒業

ネクスト・デンタル院長

医療法人社団友和会常務理事

歯学博士

すぐに役立つ　歯科の知識　第4版　　　　　定価（本体 3,000 円 + 税）

1987 年 3 月 22 日発行	第 1 版　第 1 刷	監修者　櫻　井　善　忠
2003 年 2 月 17 日発行	第 2 版　第 1 刷	著者　　櫻　井　美　和
2011 年 2 月 19 日発行	第 3 版　第 1 刷	櫻　井　善　明
2018 年 2 月 26 日発行	第 3 版　第 2 刷	発行者　百　瀬　卓　雄
2021 年 3 月 6 日発行	第 4 版　第 1 刷	印刷所　蓼科印刷株式会社

発行 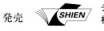 わかば出版株式会社　　　　　発売 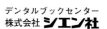 デンタルブックセンター 株式会社 シエン社

〒112-0004　東京都文京区後楽 1-1-10　TEL 03（3816）7818　FAX 03（3818）0837　URL https://www.shien.co.jp

ISBN978-4-89824-089-2 C3047